질병과 죽음에 맞선
50인의
의학 멘토

질병과 죽음에 맞선
50인의
의학 멘토

초판 1쇄 발행 2014년 6월 10일
초판 2쇄 발행 2021년 3월 20일
글 수전 앨드리지
옮긴이 김영
펴낸이 강성태
펴낸곳 도서출판 책숲
출판등록 제2011-000083호
주소 서울시 마포구 성미산로 5길8 삼화주택 102호
전화 070-8702-3368
팩스 02-318-1125

ISBN 978-89-968087-6-3 44510

이 도서의 국립중앙도서관 출판시도서목록(CIP)은 서지정보유통지원시스템
홈페이지(http://seoji.nl.go.kr)와 국가자료공동목록시스템(http://www.nl.go.kr/kolisnet)에서
이용하실 수 있습니다.(CIP제어번호: CIP2014016721)

문명을 바꾼 발견자들

질병과 죽음에 맞선
50인의
의학 멘토

수전 앨드리지 글 | 김영 옮김

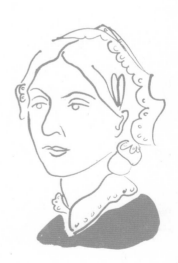

책숲

　　의사는 오랫동안 존경받아 온 직업이었어요. 사람 몸속의 세포와 조직, 기관들이 복잡하게 얽혀서 어떻게 작동하는지 이해하기 훨씬 이전에도 환자들을 치료하고 그들의 고통을 덜어 주기 위해 애쓴 사람들이 있었지요. 이 책은 의학의 역사를 만들어 온 50인의 삶과 업적을 소개하고 있어요.

　　갈레노스나 히포크라테스, 아비센나와 같은 고대의 위대한 인물들의 지식이 바탕이 되어 오늘날 우리가 건강과 질병을 다스리게 되었음을 알 수 있어요. 의학은 과학적 방법을 도입하면서 비약적으로 발전했는데, 17세기 초 윌리엄 하비가 혈액 순환을 발견한 성과에 이어 루이 파스퇴르가 세균설을 창안했고, 로베르트 코흐가 콜레라와 같은 감염성 질병의 주요 원인을 밝혀냈지요. 또 윌리엄 위더링은 디기탈리스를 대상으로 선구적인 연구를 했고, 알렉산더 플레밍이 발견한 페니실린은 수백만 명의 목숨을 구했지요.

　　수술은 한때 환자가 마지막으로 선택하는 길이었어요. 수술 중에 죽지 않는다 하더라도 수술 후 감염으로 사망할 확률이 아주 높았지요. 하지만 마취법이 도입되면서부터 수술은 보다 안전하게 이루어졌고, 알프레드 블래록과 같은 20세기 외과 의사들이 이룬 성과는 머지않아 심장 수술의 시대가 열릴 것을 예고했어요.

다른 의학적 성과들은 또 다른 방식으로 수백만의 사람들에게 영향을 미쳤지요. 칼 제라시의 피임약, 패트릭 스텝토와 로버트 에드워드의 시험관 아기가 그 예죠.

무엇보다도 의학은 환자를 향한 사랑과 돌봄이에요. 플로렌스 나이팅게일, 토머스 시드넘, 윌리엄 오슬로 같은 인물이 없었다면 이 책은 완성될 수 없었을지도 몰라요. 이들의 가르침과 저술이 전 세계 의사와 간호사에게 영감을 주었음은 명명백백하답니다.

이러한 주요 인물에 덧붙여 별면에서는 현대 의학의 주요 이슈 10가지를 살펴보았어요. 오늘날 의학계의 첨단 이슈는 윤리적인 측면과 과학적 측면, 그리고 개인적 관심으로 나눌 수 있어요. 따라서 이 책에서는 왜 의학 연구에서 여전히 동물 실험을 하는지, 줄기 세포의 잠재력이 무엇인지도 알아보고 있어요. 세포의 기초 과학, 세계적인 유행병의 위협, 장기이식의 최근 성과와 함께 유전학 혁명도 다루고 있지요. 마지막으로, 건강 관리에서 환자의 선택권도 중요하므로 수백만 환자들이 찾는 대안 의학 치료법인 동종 요법과 약초 요법, 점점 더 중요해지고 있는 주제인 완화 치료 또한 살펴보고자 해요.

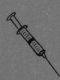

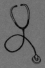

1장
고대

ANCIENTS,

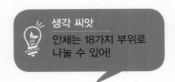

생각 씨앗
인체는 18가지 부위로
나눌 수 있어!

세계 최초의 의사 임호텝

고대 이집트의 대학자이자 신격화된 인물인 임호텝을 19세기 위대한 캐나다
의사 윌리엄 오슬러 경은 '어슴푸레한 태고 역사에서 의사로 선명하게 모습
을 드러낸 첫 인물'이라고 일컬었습니다. 고대 이집트와 그리스 문헌에서는
임호텝이 통풍과 관절염, 충수염 등 여러 질병을 치료하고, 수술과 치과 처치
도 했으며, 약초를 처방하여 병을 다스렸다고 전한답니다.

임호텝은 19세기 말까지 전설적 인물로 여겨졌
지만, 이제는 그가 이집트 세 번째 왕조 시대에 살
았고 어쩌면 건축가의 아들이었을 거라고 추측한답
니다. 임호텝은 이집트 세 번째 왕조의 두 번째 왕인 조
세르 왕을 섬기러 들어갔고 그의 두 번째 재상이 되었어
요. 평민으로 태어난 사람으로서는 놀라운 출세였지요. 그
는 왕실의 건축가로도 공헌했어요. 사카라의 계단식 피라미
드를 디자인했고, 그 일로 석조물에 최초로 이름이 새겨지는 건축가
가 되었어요.

그가 실제로 의사였다는 확고한 증거는 없지만, 고대 이집트와 그
리스 문헌에서 임호텝이 통풍과 관절염, 충수염 등 여러 질병을 치료
하고, 수술과 치과 처치도 했으며, 약초를 처방하여 병을 다스렸다고
전한답니다. 또한 가장 오래된 의학책으로 뇌와 척수 부상 48가지 경

질병과 죽음에
맞   선

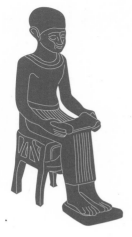

임호텝은 초기 의학책 『에드윈 스미스 수술 파피루스』를 저술한 것으로 여겨진다. 이 책에는 주술적 부활도 언급되어 있지만 여기서 설명하는 머리와 척수 부상 치료법은 합리적이다.

Imhotap

출생 기원전 2650년, 이집트 멤피스
업적 건축가이자 현인. 역사상 최초로 의사로 불렸고 이집트 의학의 기틀을 마련함
사망 기원전 2600년, 이집트 멤피

우를 아주 자세하게 기술하고 있는 『에드윈 스미스 수술 파피루스』를 처음 쓴 사람일 거라고 보고 있어요.

경력이 어찌 되었든 임호텝은 명성이 대단히 높았고 신격화되었던 것 같아요. 지금까지 남아 있는 동상을 보면, 처음에는 평범한 사람으로, 그다음에는 파피루스를 들고 있는 현자로, 이후에는 신성의 상징까지 지니고 있는 신으로 표현되고 있지요. 임호텝 신전은 이집트뿐만 아니라 다른 나라에까지 널리 알려졌고, 신전 곳곳에는 멀리서 온 참배자들이 새겨 놓은 글이 있답니다. 이후 이집트를 지배한 그리스인들은 임호텝(이들은 이마우테스라고 불렀음)을 자신들이 섬기는 의술의 신 아스클레피오스라고 생각했어요. 초기 기독교인들도 임호텝을 숭배했으나 기독교가 세를 넓힘에 따라 숭배 문화는 서서히 사라졌지요. 그의 무덤이 있었을 수도 있는 사카라 대사원은 기원전 380년 로마 황제 테오도시우스에 의해 파괴되었어요.

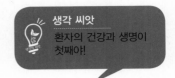
생각 씨앗
환자의 건강과 생명이
첫째야!

**히포크라테스
선서의 창시자**

히포크라테스

히포크라테스는 신체의 여러 기능에 대해 설명하고 질병과 치료까지 다루는
60권짜리 『히포크라테스 전집』으로 잘 알려져 있어요. 인간 해부학과 생리
학에 대한 실질적인 지식이 없었음에도 불구하고 과학적으로 의술에 접근하
기 시작했지요. 그중 『아포리즘』에는 환자를 대하는 의사의 태도에 대해 지
침을 주는 유명한 히포크라테스 선서가 담겨 있어요.

히포크라테스의 삶에 대해서는 별로 알려진
바가 없어요. 의사 집안 출신일 수도 있어요. 왜냐
하면 당시에는 가업을 잇는 것이 전통이었고, 돈을
받고 의료 기술을 가르쳐 주기도 했거든요. 히포크라테
스는 그리스 의술의 신, 아스클레피오스의 신전에서 치료
법을 배웠다고들 해요. 고대 그리스에서 의학은 아직 공식
적인 학문이 아니었고 의사만 질병을 치료할 수 있었던 것은
아니에요. 접골사나 약제사, 산파도 질병 치료에 관여하고 있었지요.

『히포크라테스 전집』이 나온 시기는 기원전 420년 혹은 370년으로
거슬러 올라가요. 한 사람이 쓴 책이라기보다는 알렉산드리아 도서관
에 있던 여러 책들이 모여 완성된 것으로 짐작한답니다. 역사가 흐르
는 동안 이 전집은 수많은 언어로 번역되어 전 세계로 퍼져 나갔는데,
6세기에 시리아와 아랍 세계에 소개될 때 라틴어로 번역된 것이 최초

**질병과 죽음에
맞   선**

였어요. 1525년에 마르코 파비오 갈비가 라틴어로 번역한 책은 의학이 발전하는 과정에서 계속 영향력 있는 책으로 남았지요.

이 전집은 고대 그리스 의술의 특징을 기술하고 있어요. 그리스 의술에서는 환자 관찰을 중요하게 여겼고, 질병이 단순히 신의 분노로 생기는 것이 아니라 합리적인 원인이 있다고 믿었답니다. 예를 들면 히포크라테스는 물이나 공기, 장소와 같은 환경 요인이 질병에 영향을 미친다고 했고, 그리스의 여러 마을에서 발견되는 다양한 질병들을 기술했어요. 히포크라테스는 특히 『인간의 본성에 대하여』에서 다룬 '네 가지 체액 가설'로 유명해요. 이 책에서 건강의 핵심이 네 가지 체액-노란 쓸개즙, 피, 점액, 검은 쓸개즙- 사이의 균형에 있고, 그 균형이 깨지면 병이 생긴다고 주장했어요. 『신성한 질병』에서는 미신적인 두려움을 불러일으키는 간질에 대해서도 체액이 뇌의 통로를 막아서 발생한다고 설명했답니다.

히포크라테스의 가설들은 의학의 역사에서 커다란 영향을 미쳤고 그 영향력은 오늘날에도 이어지고 있어요. 혈액 순환을 발견한 윌리엄 하비는 히포크라테스의 저서 『심장에 대하여』를 극찬했고, 영국의 위대한 의사 토머스 시드넘은 『역학』에 나와 있는 히포크라테스의 관찰 내용에 감명을 받았답니다. 히포크라테스의 저술은 독일 나치스의 우생학을 지지하는 데도 활용되었기 때문에 논란의 여지도 있어요. 반면에 오늘날 전인적 치료에 관심이 많은 의사들이 전인적 치료법의 근거로 히포크라테스를 인용하고 있답니다.

Hippocrates
출생 기원전 460년, 그리스 코스
업적 고대 그리스 의학을 선도한 인물로 질병과 치유, 윤리에 대한 그의 생각은 오늘날 의료 행위에도 계속 영향을 미치고 있음
사망 기원전 370년, 그리스 테살리

생각 씨앗
움직이면 병이 생기지
않는다.

세계 최초의 외과 의사 화타

침술과 부인과 진료, 산파술의 명의였던 고대 중국의 의사 화타는 뛰어난 외과 수술 솜씨로 극찬을 받았어요. 그는 급성 충수염을 고치기 위한 맹장 절제술 등 복부 수술을 했고, 결장의 병든 부위를 잘라 내는 수술도 했는데 아마도 최초의 결장 절제술이었을 거예요. 침 몇 개만 꽂거나 약초를 처방해서 병을 고쳤기 때문에 '기적을 행하는 의사'라는 명성을 얻었지요.

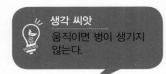

화타는 한나라 때 사람이에요. 그는 가난한 집안 출신이었고(7세 때 아버지를 여윔) 그의 어머니는 아들이 의사가 되길 바랐어요. 화타는 아버지의 친한 친구였던 카이 박사 밑에서 공부해 천문학과 문학, 농업, 역사 분야에 박식한 사람이 되었지요.

화타는 관직에 오르기를 거부한 채 고향과 가까운 지방에서 의사로 일했고, 침 몇 개만 꽂거나 약초를 처방해서 병을 고쳤기 때문에 '기적을 행하는 의사'라는 명성을 얻었어요. 잘 움직이지 못하는 환자들에게는 등에 침을 놓았는데, 등뼈 양쪽에 있는 침 자리는 그의 이름을 따라 명칭이 붙여졌어요. 화타는 또 움직이면 병이 잘 생기지 않는다고 하며 호랑이, 사슴, 원숭이, 곰, 새의 자연스러운 움직임을 본떠서 기공이라고 하는 운동 동작을 개발했어요.

화타의 수술은 『삼국지연의』(270년경)와 『후한서』(430년)에 기술되어

있지요. 화타는 배를 갈라서 병이 든 부위를 잘
라낸 다음 배 안을 깨끗이 하고, 가른 부위를
꿰매어 상처가 나을 수 있게 약초 연고를 발라
주었어요. 화타는 또 마비산이라는 마취 가루
도 개발했는데, 수술 전에 과실주에 타서 환자

Hua Tuo
출생 110년경, 중국
업적 중국의 선구적인 의
사이자 외과 의사. 최초로
마취를 사용다고 알려짐
사망 207년 경, 중국 류양

에게 먹이면 환자가 의식을 잃었지요. 그 처방전은 지금 남아 있지 않
지만 아마도 흰독말풀 꽃이나 바꽃 뿌리(부자), 진달래, 아니면 재스민
뿌리일 거라고 짐작한답니다.

　화타는 도교를 믿었고, 부와 명예를 좇지 않았어요. 그를 따르는
충실한 제자들이 많았고, 책도 많이 썼지만 아쉽게도 한 권도 남아
있지 않아요. 화타는 거의 100세까지 살았고 늘 완벽하게 건강해 보
였기 때문에 많은 사람들이 그가 죽지 않을 거라고 생각했어요. 어
떤 문헌에서는 그가 위나라 왕 조조의 의사였는데 조조의 병을 뇌종
양으로 짐작해서 수술을 권했다가 암살 시도로 의심받아 처형되었다
고 해요. 어쨌든 화타의 죽음으로 중국 의술은 한 시대를 끝맺을 수
밖에 없었어요. 화타가 죽은 후 중국에서는 서양 의사들이 들어올 때
까지 수술이 행해지지 않았어요. 수술이 공자의 가르침에 어긋난다
고 생각했던 거지요. 1846년 윌리엄 모턴이 미국 매사추세츠 종합병
원에서 에테르를 사용하기 전까지 마취는 세계 어느 곳에서도 사용
된 적이 없답니다.

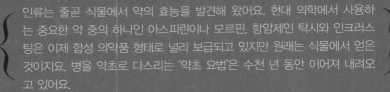

뚜벅뚜벅
의학의 발자국 Herbalism
약초 요법

> 인류는 줄곧 식물에서 약의 효능을 발견해 왔어요. 현대 의학에서 사용하는 중요한 약 중의 하나인 아스피린이나 모르핀. 항암제인 탁시와 인크러스팅은 이제 합성 의약품 형태로 널리 보급되고 있지만 원래는 식물에서 얻은 것이지요. 병을 약초로 다스리는 '약초 요법'은 수천 년 동안 이어져 내려오고 있어요.

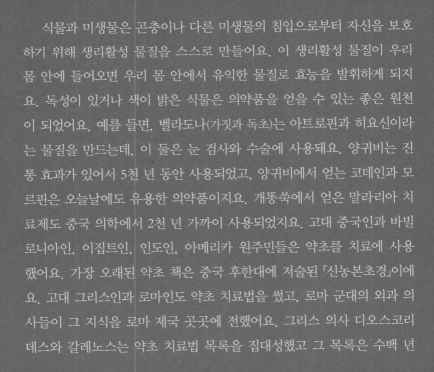

식물과 미생물은 곤충이나 다른 미생물의 침입으로부터 자신을 보호하기 위해 생리활성 물질을 스스로 만들어요. 이 생리활성 물질이 우리 몸 안에 들어오면 우리 몸 안에서 유익한 물질로 효능을 발휘하게 되지요. 독성이 있거나 색이 밝은 식물은 의약품을 얻을 수 있는 좋은 원천이 되었어요. 예를 들면, 벨라도나(가짓과 독초)는 아트로핀과 히요신이라는 물질을 만드는데, 이 둘은 눈 검사와 수술에 사용돼요. 양귀비는 진통 효과가 있어서 5천 년 동안 사용되었고, 양귀비에서 얻는 코데인과 모르핀은 오늘날에도 유용한 의약품이지요. 개똥쑥에서 얻은 말라리아 치료제도 중국 의학에서 2천 년 가까이 사용되었지요. 고대 중국인과 바빌로니아인, 이집트인, 인도인, 아메리카 원주민들은 약초를 치료에 사용했어요. 가장 오래된 약초 책은 중국 후한대에 저술된 『신농본초경』이에요. 고대 그리스인과 로마인도 약초 치료법을 썼고, 로마 군대의 외과 의사들이 그 지식을 로마 제국 곳곳에 전했어요. 그리스 의사 디오스코리데스와 갈레노스는 약초 치료법 목록을 집대성했고 그 목록은 수백 년

**질병과 죽음에
맞   선**

동안 사용되었답니다.

수도원은 중세 시대 동안 영국과 유럽 대륙의 약초 지식을 보존하는 중요한 장소였어요. 수도승들이 히포크라테스의 책을 필사했고, 디오스코리데스와 갈레노스는 '의료 정원'에서 약효가 있는 식물을 길렀지요.

그 외에도 7세기와 8세기에 이슬람 세력이 북아프리카를 점령함에 따라 아랍의 학자들도 약초에 대한 책을 접하게 되었어요. 페르시아의 대학자 아비센나가 쓴 『의학정전』에서는 그리스와 로마의 약초 치료법에 대해 설명하고 있지요. 15세기 중반 인쇄 기술이 등장하자 약초 치료법은 널리 공급되었어요. 스위스의 연금술사이자 의사인 파라셀수스는 식물을 치료에 응용하는 데는 겉모양이 중요하다고 주장하면서 마리골드 같은 노란 식물은 황달을 고치는 데 사용했어요. 17세기 영국의 니콜라스 컬페퍼와 같은 약초 전문 점성술사들은 몸의 아픈 부위를 특별한 신호로 생각했고, 그에 따라 약초를 적절히 처방했어요.

18세기에는 전통적인 약초주의와 새로 등장한 과학인 식물학과 화학 사이에 분리가 일어났어요. 새로운 약초 전문가들은 식물을 분류하고, 활성 성분을 추출하고 정제하는 데 관심이 더 많았어요. 이렇게 '식물을 정제해서 성분을 찾아내는' 추출법이 처음으로 성공한 것은 1976년에 윌리엄 위더링이 개발한 심장약 디기탈리스예요. 식물은 의·화학자들에게 보물 상자와도 같아요. 약으로 연구할 만한 식물이 아직도 수천 가지가 있대요.

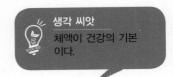

영원한 영향력 갈레노스

갈레노스의 생각은 알렉산드리아 의학 교육의 기초를 이루었고 17세기 초까지 반대 주장 없이 받아들여졌어요. 생리와 진단, 치료법, 약리학, 건강한 생활 등에 관한 수많은 책을 집필했고, 그 책들이 수백 년 동안 번역되고 전파되었어요. 갈레노스의 의학은 합리적 설명과 관찰을 매우 강조하고 히포크라테스와 플라톤과 아리스토텔레스의 사상을 통합한 것이었어요.

갈레노스는 16세부터 의학을 공부하기 시작했는데, 해부학, 수술, 히포크라테스 의학 분야에서 교육을 받고는 157년에 페르가몬으로 돌아가 대사제의 검투사들을 돌보는 의사가 되었어요. 169년에는 로마 마르쿠스 아우렐리우스 황제 가족의 주치의가 되었지요. 그는 귀족부터 노예에 이르기까지 신분에 상관 없이 여러 환자들을 진료했고, 지방에 있는 사람들은 편지로 치료를 받기도 했답니다.

갈레노스는 히포크라테스가 말한 흙, 공기, 불, 물 네 가지 체액이 건강의 기본이라고 믿었고, 몸의 세 가지 주요 기관(간, 심장, 뇌)이 영혼과 연결되어 있다는 플라톤의 생각을 믿었답니다. 뇌가 인지와 의지대로 하는 운동의 중추라고 확신했지요. 갈레노스는 '정신 기운', 즉 '프네우마'에 대해서도 설명했는데, 프네우마가 동맥을 따라 흐르

질병과 죽음에 맞 선

고 정맥이 간에서 만들어진 피를 운반한다고 확신했어요. 갈레노스
의 이론은 윌리엄 하비가 1620년대에 혈액 순환을 연구할 때까지 어
떤 도전도 받지 않았어요.

갈레노스는 진료할 때 맥박을 재는 촉진을 하고, 소변을 살폈으며,
다양한 약초를 썼어요. 그는 사람 몸의 구조를 더 잘 이해하고 수술
과정에 도움을 얻고자 해부를 했고, 신경, 심장, 폐, 맥박에 대한 실
험도 했지요. 건강한 생활을 위한 식사법과 휴식, 위생에 대해 기술
한 헨리 8세의 『위생학』과 더불어 갈레노스의 책은 여러 언어로 번역
되어 널리 읽혔어요.

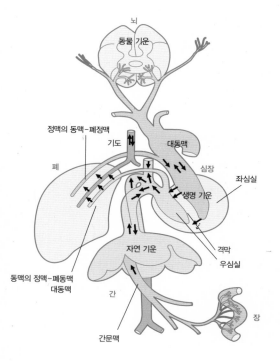

갈레노스는 간에서 만들어진 혈액
이 정맥을 따라 흐르고 심장과 폐에
서 소모된다고 순환계를 해석했다.
순환계에는 '정신기운'도 있는데, 이
것은 동물 기운과 생명 기운, 자연
기운으로 이루어지며 생명의 근본
이라고 생각했다.

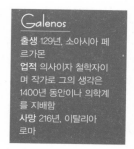

Galenos
출생 129년, 소아시아 페
르가몬
업적 의사이자 철학자이
며 작가로 그의 생각은
1400년 동안이나 의학계
를 지배함
사망 216년, 이탈리아
로마

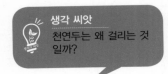

감별 진단의 선구자 **알 라지**

> 소아과, 안과, 신경외과의 개척자로 일컬어지는 알 라지는 합리적인 접근법
> 과 실험 의학, 관찰의 힘을 굳게 믿었어요. 환자를 진료할 때 관찰한 결과에
> 근거해서 홍역의 증상과 천연두의 증상을 설명한 최초의 의사였고, 두 질병
> 을 구분하여 감별 진단의 초기 사례를 남겼어요. 그가 쓴 의학책은 18세기까
> 지 유럽에서 교재로 널리 활용되었답니다.

알 라지는 이란의 수도 테헤란과 가까운 도시
인 고향 레이에서 의사로 일했어요. 원래 그는 연
금술사였는데, 실험용 화학 물질로 인해 눈이 나빠
지자 의학으로 방향을 바꾸었어요. 음악과 철학에 대한
지식도 남달랐고, 여행을 많이 다녔으며, 고향과 바그다드
에서 소아시아 사만 왕조의 신하로도 일했어요.

역사에 길이 남을 알 라지의 책 『천연두와 홍역에 대하
여』는 18세기에 라틴어로 번역되었고, 천연두 예방 접종을 실시하던
초기에 영향력이 컸답니다. 1498년과 1866년 사이에 유럽에서 40판을
출판했고, 전 세계 언어로 번역되었어요. 알 라지의 관찰 내용에 의하
면, 몸이 '마르고 뜨겁고 건조한' 사람이 천연두보다 홍역에 잘 걸리는
반면, 몸이 '마르고 차갑고 건조한' 사람은 둘 다 잘 걸리지 않지만 천
연두에 걸리는 경우에도 가볍게 앓을 뿐이라고 했어요. 다른 장에서

는 천연두 예방과 치료법, 그리고 두 질병의 예후(증상을 보고 병의 진행 과정과 결과를 예측하는 의학적 소견)를 다루었지요. 이 책은 의학 역사에서 상징처럼 여겨진답니다. 천연두가 수백만 명의 목숨을 빼앗았기 때문이지요. 1979년이 되어서야 예방 접종으로 천연두를 극복할 수 있었고, 전 세계에서 천연두를 퇴치할 수 있었지요.

알 라지는 질병의 세균설이 확립되기 훨씬 전에 살았고 일했지만, 그의 책은 '부패를 일으키는 공기'를 천연두 확산의 한 요인으로 언급하고 있답니다.

또 하나 유명한 책 『의학의 종합적 이해』에서는 자신의 진료 경험에서 얻은 임상 사례와 앞선 의학 저술가들의 글을 요약해서 담고 있어요. 이 책에서 알 라지는 갈레노스가 정립한 교육 과정에 도전했지요. 이 책은 1279년에 시실리아-유대계 의사인 파라지 벤 살림에 의해 라틴어로 번역되었는데, 앙주의 찰스 왕이 그를 고용하여 의학서를 번역하게 했답니다. 알 라지가 자료를 기록하는 데 매우 꼼꼼했으므로, 23권이나 되는 이 책은 그리스, 인도, 아랍의 의학 저술을 확인할 수 있는 주요 원천이랍니다.

유럽에서 가장 영향력 있는 그의 책은 903년경에 쓴 『만수르에게 헌정하는 의학서』라는 짧은 의학 개론서랍니다. 이 책은 르네상스 시대 동안 베살리우스 같은 선구적인 의사들의 해설과 함께 여러 판이 출판되었어요. 그의 의학책은 18세기까지 유럽에서 교재로 널리 활용되었답니다.

al Razi
출생 864년경, 페르시아 레이
업적 중세 이슬람 세계의 선구적인 인물이며 의학, 약리학과 여러 과학 분야에 걸쳐 200권이 넘는 저작을 남김
사망 925년경, 페르시아 레이

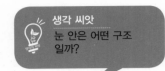
생각 씨앗
눈 안은 어떤 구조
일까?

페르시아
대학자   아비센나

{ 아비센나가 개발한 의학 체계는 갈레노스의 연구, 이슬람 의학, 아리스토텔
레스 철학, 인도 전통 의학을 모두 통합하여 만들어 낸 것으로 유명합니다.
이란의 국가 영웅인 아비센나는 처음으로 사람의 눈을 해부하고 백내장 같
은 눈 질환에 대해 기술했으며, 결핵이 전염될 수 있다는 것을 알렸어요. 또
심리학과 정신의학 임상에 관심을 가진 최초의 의사였어요. }

아비센나는 이븐 시나의 유럽식 이름으로 이
슬람의 황금시대 때 사람이에요. 그 시대에는 수
학, 철학, 의학 지식이 꽃을 피웠지요. 아비센나는
신동이어서 어렸을 때 수학, 과학, 철학에 능통했고, 16
세에 의학 공부를 시작했어요. 18세에 이미 환자를 진료
했고, 사마니왕조의 통치자 누흐 이븐 만수르의 부름을 받
아 벼슬길에도 올랐어요. 그는 만수르 왕의 허락으로 왕실
도서관을 이용하면서 지식을 더욱 넓혔답니다. 이후 여러 곳을 여행
하면서 견문을 넓혔고, 제자들을 가르치고 책을 쓰는 일도 게을리하
지 않았지요.

아비센나는 책을 450권이나 썼고, 그중 240권이 지금까지 전해진
답니다. 남아 있는 책 중에서 40권은 의학에 관한 것이지만, 나머지
는 음악, 기하학, 천문학, 종교, 철학에 대한 것이에요. 가장 주목받는

질병과 죽음에
맞   선

의학책은 14권짜리 『의학정전』인데, 크레모나의 제라드에 의해 12세기에 라틴어로 번역되었고, 그 뒤에 유럽으로 전해졌어요. 이 책은 약리, 각 기관의 특이한 질병, 열과 같은 비특이성 질병, 치료약 조제법 등을 두루 담고 있답니다. 특히 백과사전식 내용과 구성 덕분에 의학 전문가들에게 중요한 책으로 자리매김해 곧 갈레노스와 알 라지의 책을 대신하게 되었고, 18세기까지 중요 교재로 남았어요. 유럽에서는 이미 새로운 교재로 대체된 이후에도 이슬람 세계에서는 『의학정전』이 교재로 쓰였고 인도와 파키스탄의 어떤 학교에서는 지금도 여전히 귀중

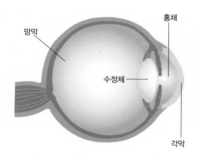

망막 홍채 수정체 각막

아비센나는 최초로 눈 운동의 생리와 사람 눈의 해부 구조를 정확하게 기술했다. 그 연구는 현대 안과학의 기초가 되었다.

Avicenna
출생 980년, 중앙아시아 아프샤나
업적 선구적인 이슬람 의사이자 철학자. 그의 저술은 수백 년 동안 의학 교육에 영향을 줌
사망 1037년, 중앙아시아 하마단

한 교재로 쓰이고 있답니다.

아비센나는 오늘날에도 여전히 중요하게 여겨지는 건강한 식사법이나 기후, 환경의 중요성, 전염에 대한 의견을 내놓았어요. 또 처음으로 사람 눈의 해부와 백내장 같은 눈 질환에 대해 기술했고, 결핵이 전염될 수 있고, 물과 흙을 통해 퍼질 수 있다는 것을 알렸어요. 게다가 심리학과 정신 의학에 관심을 가진 최초의 의사였고, 화학에도 관심이 많아 방향 요법을 개척한 초기 인물로도 인정받고 있답니다.

2장
몸

THE BODY ,

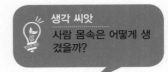

생각 씨앗
사람 몸속은 어떻게 생겼을까?

해부의 대가 안드레아스 베살리우스

수술에 성공하려면 해부학 지식이 필수라고 믿었던 베살리우스는 『인체 구조에 대하여』를 출간하여 의학 과학 분야에서 획기적인 업적을 이루었어요. 출간 당시 논란이 있었지만, 천 년도 넘게 군림해 온 갈레노스의 해부학 이론을 바꾸어 놓았지요. 또한 윌리엄 하비가 혈액 순환을 연구하는 데도 중요한 바탕이 되었어요.

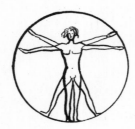

베살리우스는 벨기에 브뤼셀에서 약제사의 아들로 태어나 1528년 벨기에 루뱅에서 의학 공부를 시작했고, 1533년 프랑스 파리로 갔어요. 1536년, 프랑스에 전쟁이 일어나자 루뱅으로 돌아갔고 그 뒤에 파도바에서 공부했어요. 르네상스 시대에는 의사들이 이런 식으로 여러 도시를 돌아다니면서 최신 의학 정보를 얻기 위해 애썼지요. 군의관으로 잠깐 일한 다음, 베살리우스는 24세에 파도바 대학의 해부학과 교수가 되었어요.

베살리우스는 조수에게 맡기지 않고 직접 해부를 하는 것으로 유명했는데, 이를 바탕으로 정밀하게 인체 구조를 연구했어요. 이때까지 해부는 주로 사인을 밝히기 위한 것이었어요. 당시 사회는 인체에 칼을 대는 것이 종교적 교리에 맞서는 것이어서 논란이 많았어요. 하지만 파도바의 어떤 판사가 베살리우스의 생각에 매료되어, 처형된 범

질병과 죽음에 맞 선

죄자의 시체를 이용할 수 있게 허락해 주었어요. 덕분에 그는 더 많은 연구를 할 수 있었지요. 그 결과물인 『인체 구조에 대하여』는 해부학자와 예술가의 첫 공동 작품이 되었어요. 이 책에 수록된 그림(나무에 새긴 삽화로 독일 예술가 장 폰 칼카르의 작품으로 추정)에서는 해부된 인체를 자연스러운 자세로 보여 주고 있답니다. 인체 해부 연구를 통해 베살리우스는 시상(뇌 아래쪽 부위의 일부로 척수에서 대뇌 피질로 감각 정보를 전달함)과 같은 새로운 구조도 발견했어요.

베살리우스는 이 시대까지 의학 전문 영역에서 독보적인 위치였던 갈레노스의 이론을 비판했어요. 갈레노스는 인체가 아니라 꼬리 없는 원숭이의 해부를 기초로 해부학을 연구했는데, 이 둘의 해부 구조는 중요한 부분에서 달랐어요.

이 때문에 베살리우스의 연구 결과는 논란의 중심에 서게 되었고, 파도바에서 거센 반론에 부딪혔어요. 뒤이어 스페인에서도 반론이 일어났는데, 그럼에도 불구하고 베살리우스는 찰스 5세와 그의 아들 필립 2세의 주치의가 되었지요. 점차 사회적 인식도 바뀌어 16세기 말에는 인체 해부 구조에 대한 베살리우스의 견해가 의학에서 '황금 기준'이 되어 널리 번역되고 전파되었어요.

베살리우스의 연구 덕분에 이탈리아 해부학자 마르첼로 말피기 같은 의사들이 폐와 피부, 간, 뇌의 구조 등을 더 상세히 연구할 수 있었답니다. 또한 윌리엄 하비가 혈액 순환을 연구하는 데도 중요한 바탕이 되었어요.

Andreas Vesalius

출생 1514년, 벨기에 브뤼셀
업적 르네상스 의학의 선구적 인물로 인체 해부를 연구하여 현대 해부학의 기초를 닦음
사망 1564년, 그리스 자킨토스

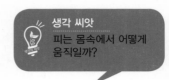

생각 씨앗
피는 몸속에서 어떻게
움직일까?

혈액 순환을
발견한

윌리엄 하비

1628년, 윌리엄 하비가 혈액 순환을 설명하는 『심장과 피의 운동에 대하여』
라는 책을 출간하자 유럽 대륙은 난리가 났어요. 천 년 이상을 지배해 온 갈
레노스의 혈액 생성 이론에 도전하는 내용이었거든요. 그러나 이후 이 책
은 과학의 고전이 되었으며, 현대 생리학 이해의 출발점이 되었어요. '혈액
은 순환하는 방식으로 끊임없이 움직이며, 그 움직임은 심장 박동의 결과다.'

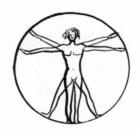

하비는 영국 캔터베리와 케임브리지 대학에서 의
학을 공부하고, 1597년에 당시 의학계에서 최고의
명문이던 이탈리아 파도바로 가 공부를 계속했지
요. 파도바에 있던 하비의 스승 중에는 해부학자
지롤라모 파브리치오가 있었는데, 그는 1603년 정
맥에서 판막을 발견했다고 발표했지만 이 판막의 기능
에 대해서는 설명하지 못했지요. 하비는 바로 이 수수께끼 때문에 혈
액이 어떻게 몸속에서 움직이는지 관심을 갖게 되었어요. 하비가 떠
올린 순환계라는 명쾌한 생각은 이렇게 시작하지요. '혈액은 순환하
는 방식으로 끊임없이 움직이며, 그 움직임은 심장 박동의 결과다.'
　　하비는 1602년에 런던으로 돌아가 의사로 자리를 잡았어요. 의사
로 일하는 동안에도 하비는 혈액 순환에 대한 생각을 놓지 않고 동
물 해부와 실험을 계속해 그 연구 결과를 1616년에 왕립 의사 협회에

질병과 죽음에
맞　　선

서 발표했지요. 『심장과 피의 운동에 대하여』에서 하비는 심장과 혈액의 순환 기능에 대한 이론을 펼쳤어요. 하비의 이론에 따르면 근육 펌프와 같은 심장의 움직임으로 심장이 수축하면서 피를 동맥으로 밀어내고, 동맥이 피를 여러 기관으로 운반해요. 또 심장의 오른쪽 심실은 피가 산소를 받아들일 수 있게 폐로 피를 보내고, 왼쪽 심실은 몸의 나머지 부위에 피를 보내요. 이렇게 피는 정맥을 통해 다시 심장으로 돌아오지요. 이러한 설명은 그때까지 피가 간에서 만들어져서 기관으로 흘러가고 기관에서 소비된다고 했던 갈레노스의 이론을 정면으로 반박하는 것이었어요. 처음에는 논란이 컸죠. 하지만 영국의 젊은 연구자들이 혈액 순환에 대한 실험을 계속했고, 결국 하비의 이론으로 갈레노스의 이론을 대체했답니다. 윌리엄 하비는 생식에 대해서도 연구했는데, 사람이나 다른 포유류에서 정자와 난자의 수정으로 생식이 일어난다고 처음으로 주장했어요. 포유류의 난자가 실제로 발견되기 200년 전이었지요.

윌리엄 하비가 최초로 순환계를 정확하게 설명했다. 어떻게 피가 심장에서 생겨 동맥을 통해 온몸으로 이동하며, 정맥을 통해 심장으로 되돌아오는지를 보여 주었다.

William Harvey

출생 1578년. 영국 포크스턴
업적 혈액 순환을 발견하여 현대 생리학의 기초를 세움
사망 1657년. 영국 런던

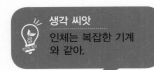
기관 병리학 창시자 조반니 바티스타 모르가니

조반니 바티스타 모르가니는 시체를 해부한 결과에 기초하여 진단을 할 수 있다고 굳게 믿었어요. 죽은 뒤 확실해지는 환부에서 질병의 증상과 원인을 찾을 수 있다고 생각한 거지요. 또 질병이 특정 기관에서 일어난다고 최초로 주장했어요. 뿐만 아니라 해부 연구를 통해 신장 결핵과 간경변 등 여러 질병을 최초로 설명하기도 했어요.

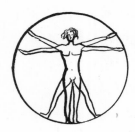

모르가니는 1698년부터 1707년까지 이탈리아 볼로냐 대학에서 공부했어요. 말피기의 제자들이 그의 스승이었고, 그중 한 사람인 안토니오 발사바의 개인 조교가 되었지요. 1701년 철학과 의학에서 학위를 받은 뒤, 모르가니는 볼로냐에 있는 첨단 병원에서 해부학 경험을 더 쌓았어요. 의사로 일하는 60여 년간 모르가니는 병력, 검시 결과 같은 진료 일지와 연구 일지를 꼼꼼하게 썼어요. 마르첼로 말피기의 연구는 해부학에 뿌리를 두는 이른바 '이성의 의학'의 서막이었어요. 말피기의 주장은 논란이 많았는데, 모르가니가 볼로냐에서 말피기를 지지하는 운동을 벌였기 때문에 동료들은 그를 탐탁지 않아 했어요. 모르가니는 1707년 베네치아로 가서 화학을 공부했고, 베네치아 의과 대학에서 해부학 강사 잔 도메니코 산토리니와 함께 검시를 진행했지요. 모르가니는 한동안 고향 포를리로 돌아갔다가 1711년 파도바 의과대학의 교수가 되었어요. 1715년에는 그를 위해 해부학 학과장 자리가 만들어졌고, 그는 죽을 때까지 파도바에 남았어요.

1706년에 정교한 해부 기록인 『해부학 노트』를 출판하자 모르가니는 국제적으로 아주 유명해졌어요. 그는 남성과 여성의 생식 기관과 숨통 등 새로운 해부 구조를 많이 발견했어요. 그중 몇 가지는 그의 이름을 따서 명칭이 붙여졌는데, 직장의 모르가니 칼럼과 갑상선의 모르가니 피라미드가 그 예랍니다. 모르가니는 또 해부를 통해 신장 결핵과 간경변 등 여러 질병을 최초로 설명했어요.

1761년에 모르가니는 자신이 평생 쓴 일지를 모아 『질병의 발생 부위와 원인에 대하여』를 출판했어요. 이 책은 인체가 고장이 나거나 낡을 수 있는 복잡한 기계라는 말피기의 생각에 초점을 맞춘 것이었어요. 5권으로 된 이 책은 뇌, 심장과 폐, 소화계와 생식계, 열, 암, 그리고 기타 질병까지 다루었답니다. 대부분 모르가니가 직접 연구한 700가지 사례의 병력을 담고 있지만, 일부는 사후 발견을 다룬 발사바의 연구 내용도 싣고 있어요. 모르가니는 또 다른 사람들의 관찰 결과를 자신의 연구와 비교하면서 그 당시에 존재하던 의학 문헌을 종합하여 새롭게 책을 쓰기도 했어요. 이 책들은 곧 영어, 독일어, 프랑스어로 번역되어 라이덴과 빈 등 그 시대 최고의 의과대학에서 공부하는 의대생들의 필독서가 되었지요.

Giovanni Battista Morgagni

출생 1682년, 이탈리아 포를리
업적 검시 결과를 질병의 원인과 증상에 연결하는 연구를 통해 기관 병리학을 창시함
사망 1771년, 이탈리아 파도바

The Cell

세포

생명의 기본 단위인 세포는 생명을 유지하는 데 필요한 구성 요소와 화합물을 외부 환경으로부터 분리하고 있는 작은 방이에요. 가장 간단한 유기체인 세균은 하나의 세포로 이루어지지만, 인간의 몸에는 대략 50조 개의 세포가 있어요. 몸이 살아 있는 동안 존속하는 신경 세포를 제외한 모든 세포는 수명이 있어요.

1838년 독일 식물학자 마티아스 슐라이덴은 식물 조직이 모두 세포로 이루어졌다고 말했어요. 테오도어 슈반은 한발 더 나아가 모든 생명체가 세포로 구성된다고 했지요. 하지만 세포가 어디서 왔는지 알지 못했어요. 당시 인기를 끌었던 가설은 '자연 발생설'로 세포가 갑자기 나타났다고 보는 것이었어요. 그러나 루돌프 피르호와 루이 파스퇴르는 이 이론이 잘못됐다고 밝혔고, 하나의 세포가 둘로 나뉨에 따라 세포에서 세포가 만들어진다는 세포 이론을 확립했어요.

박테리아 세포는 지름이 약 1 마이크로미터이고, 동물 세포는 지름이 대략 10~30마이크로미터예요. 식물 세포는 더 커서 지름이 10~100마이크로미터 범위에 있어요. 복잡한 유기체에서는 세포가 서로 결합하여 피나 근육 같은 조직을 만들고, 조직이 다시 피부나 심장 같은 기관 구조를 형성하는데, 기관에는 조직이 한 종류 이상 있어요. 우리 몸에는 약 200가지 서로 다른 세포 유형이 있고, 각각은 특성과 기능이 다 다르지요. 붉은 적혈구는 산소를 운반하고, 신경 세포는 전기화학적 신호를 보내고

질병과 죽음에
맞   선

받아들여서 뇌와 몸 사이에 정보를 전달해요.

몸이 살아 있는 동안 존속하는 신경 세포를 제외한 모든 세포는 수명이 있어요. 위벽을 이루는 세포는 이틀마다 바뀌고, 간세포의 수명은 8개월이지요. 모든 세포는 '줄기 세포'라는 원시 세포에서 분화 과정을 거쳐 만들어져요.

흥미롭게도 19세기 이후 정교하게 발달한 현미경 기술로 세포에는 세포소 기관이라는 여러 구조가 세포질이라는 액체 속에 떠 있음이 밝혀졌어요. 세포핵에는 핵산(DNA)이 있고, 핵산은 단백질 분자와 결합하여 작은 실 같은 구조를 만드는데, 이 구조가 염색체예요.

유전자는 핵 안에서 전사라는 과정을 거쳐 메신저 리보핵산(RNA)을 만들고, 리보솜이라는 세포소 기관에서 해독되어 단백질을 만들지요. 이렇게 만들어지는 단백질은 주로 효소예요. 소포체, 골지체, 리소좀과 같은 다른 세포소 기관은 각각 단백질 분자를 가공하고 운반하고 분해해요. 세포는 지질 분자 두 층으로 된 막으로 둘러싸여 있으며, 물질이 세포 안과 밖으로 이동할 수 있어요.

복잡한 기계가 모두 그렇듯이 세포도 가끔 잘못될 때가 있어요. 암에 대한 새 이론에서는 아폽토시스라는 세포 자살 과정을 조절하는 유전자가 손상되었을 때 잘못된 세포가 살아남아 암이 발생한다고 해요.

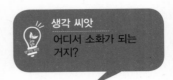
의학 연구 개척자 클로드 베르나르

베르나르는 생리학과 병리학, 약리학이 서로 연관되어 있으며 이 세 학문을 과학으로 봐야 한다고 주장했어요. 또 몸을 형성하는 체액과 세포, 기관이 건강할 때는 서로 균형을 이루지만, 아플 때는 그 균형이 깨진다고 설명했지요. 한편 실험에서 자신이 발견하고자 애쓰는 것뿐만 아니라 그렇지 않은 것도 추구하는 데 실험자의 진정한 가치가 있다고 했어요.

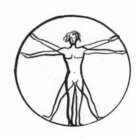

베르나르는 파리에서 의학을 공부하고 1839년에 의사 자격을 갖추었어요. 생리학 분야 최고 연구자이며 동물 연구에도 관여했던 프랑시스 마장디의 가르침을 받았고, 뒤에 콜레주 드 프랑스에서 마장디의 연구 조교가 되었어요.

손 감각이 탁월했던 베르나르는 철저하게 과학 이론에 근거해 실험을 했어요. 베르나르의 주요 발견 중 하나는 1848년에 이자가 소화에서 어떤 역할을 하는지 규명한 것이었어요. 실험을 통해 이자가 지방, 단백질, 탄수화물을 분해하는 효소를 분비한다는 것을 입증했지요. 이 연구로 그는 프랑스 학술원이 주는 실험 생리학상을 받았어요. 소화계에 대한 다른 실험으로 위액에 소화 효소가 있으며 위장관에서 흡수되기 전에 탄수화물이 단순한 당으로 바뀐다는 것을 보여 주었지요.

베르나르는 또한 독물학에서도 중요한 연구 성과를 남겼어요. 바로 남미 인디언들이 무기로 쓰던 독약 '큐라레'를 연구한 것이지요. 큐라레는 신경과 근육이 만나는 지점에 작용하여 근육 수축을 막기 때문에 전신 마비를 일으켜요. 그는 일산화탄소와 아편이 어떻게 작용하는지도 연구했어요. 이를 통해 독약과 의약이 신체 내에 특정한 목표물에 작용한다는 것을 보여 줄 수 있었어요.

1852년과 1853년에 진행한 동물 실험을 통해서는 신경이 혈관 벽을 수축하거나 확장함으로써 체온 조절에서 중요한 역할을 한다는 혈관 운동 효과를 증명하기도 했지요. 또 태아의 생리 현상과 태반의 역할도 연구했지요. 베르나르의 위대한 연구는 『실험 의학서설』로 1865년에 출판되었답니다.

1852년, 마장디가 은퇴하고 베르나르가 콜레주 드 프랑스에서 그의 연구를 물려받았어요. 1854년에는 소르본 대학의 일반생리학 교수로 일했어요. 마장디가 세상을 떠났을 때 베르나르는 그의 의학 교수직을 이어받았답니다. 살아 있는 동안 연구 업적을 인정받은 그는 신경계 연구로 학술원상을 받았고, 프랑스 학술원 회원으로 선출되었으며, 프랑스 학술원장이 되었지요. 그가 신장병으로 죽었을 때 그의 장례가 사회장으로 치러질 정도로 큰 명예를 누린 의학자라고 할 수 있어요.

Claude Bernard

출생 1813년, 프랑스 생줄리앙 드 빌프랑슈
업적 실험 생리학 개척자로 소화, 신경계, 독물학에서 주요 발견을 이룸
사망 1878년, 프랑스 파리

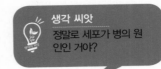
세포 병리학 창시자 루돌프 피르호

루이 파스퇴르의 세균설을 의심한 피르호는 질병이 외부의 감염원이 아니라 몸 안에서 발생한다고 믿었어요. 또한 1858년 출판한 세포 병리학 책에서 세포가 생명의 기본 단위이며 자신을 복제할 수 있다고 주장했지요. 피르호의 연구는 세포 수준에서 암의 기초를 밝혔고, 비정상 세포가 증식하여 종양을 만든다는 현대적 견해의 바탕이 되었답니다.

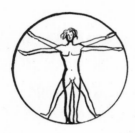

피르호는 독일 베를린에서 의학공부를 했고, 뷔르츠부르크로 옮겨 가 병리 해부학 교수가 되었어요. 뒤에 베를린에 있는 대학이 새로 병리학 연구소를 설립하면서 그를 불러들여 1856년에 베를린으로 돌아갔어요. 피르호는 프랑코-독일 전쟁에도 참전했는데, 당시 의무팀을 이끌고 최전선에서 부상병을 치료했어요. 현미경 기술이 발달하자 피르호는 현미경 사용을 독려했고, 주요 발견을 이루어 병리학 연구에 커다란 진전을 이루었어요. 1845년, 혈액암의 한 부류인 백혈병과 염증, 색전증, 혈전증을 세포와 연관시켜 연구한 최초의 연구자 중 한 명이었지요. 그는 또 다리 정맥에서 생긴 혈전이 폐로 옮겨 가 치명적인 색전증을 유발한다는 설명을 최초로 내놓았어요. 1874년에 부검을 하는 표준 방법을 최초로 제안했는데, 이 방법은 오늘날에도 여전히 통용되고 있답니다.

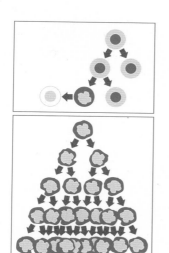

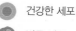	건강한 세포
	병든 세포
	제거되는 세포

세포 수준에서 질병의 기초를 연구한 피르호의 이론을 따르면, 정상적으로는 손상된 세포가 아폽토시스라는 과정을 통해 몸에서 제거되지만(왼쪽 위), 암에 걸린 세포는 이 체계를 따르지 않고 자유롭게 증식한다(왼쪽 아래).

피르호는 생물학과 의학 분야에서 세포의 중요성을 연구하던 독일 생물학자 마티아스 슐라이덴과 테오도어 슈반의 영향을 크게 받았어요. 슐라이덴은 식물이 세포로 이루어져 있다고 주장했고, 슈반은 동물 조직의 기본 구성 단위가 세포임을 발견한 사람이었어요. 그들의 연구 결과를 보고 피르호는 질병이 세포에서 유래한다고 믿게 되었어요. 또 질병이나 그 증상이 세포 내 이상으로 생긴 것이거나 외부자극에 세포가 반응한 결과라고 주장했어요.

피르호의 연구는 세포와 관련해 암의 기초를 밝혔고, 비정상 세포가 증식하여 종양을 만든다는 현대적 견해의 바탕이 되었답니다.

Rudolf Ludwig
Karl Virchow

출생 1821년, 포메라니아
(현재 독일) 슈펠바인
업적 질병 이해의 중심에
세포를 끌어들임. 세포 병
리학 창시자
사망 1902년, 독일 베를린

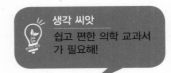
그레이 해부학의 저자 | 헨리 그레이

> 그레이는 인체 해부 교과서와 같은 뜻이에요. 1855년 그레이가 동료들과 함께 쓴 『해부도와 설명이 있는 해부학』은 1858년에 출판되어 해부학 지식의 발전과 더불어 최신판으로 개정을 거듭했고 오늘날까지 '의사들의 바이블'로 남아 있어요. 해부학은 뼈와 신경, 근육, 기관 등 몸의 구조를 연구하는 학문이라고 정의할 수 있어요. 지금은 조직학과 세포학도 아우르지요.

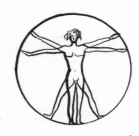

그레이는 18세에 런던 남쪽 세인트조지 병원의 의학도로 등록했다는 사실을 빼고는 학생 시절에 대해서는 알려진 것이 별로 없어요. 학교에서 그레이는 인체 해부 시범을 보이고 강의를 하면서 외과 의사로도 일했어요. 25세의 젊은 나이에 왕립학회 회원이 되었고, 비장의 구조와 기능을 연구한 공로로 1년 뒤 권위 있는 애슐리 쿠퍼상을 받았지요.

그레이와 그의 동료 헨리 반다이크 카터 박사는 교과서를 만들기로 하고, 18개월에 걸쳐 함께 해부를 하면서 필요한 자료를 모았어요. 제도에 탁월했던 카터는 나무판에 해부도를 연속해서 새겼고, 그레이는 그림에 맞게 해설을 썼지요. 이렇게 해서 해부도 363점이 수록된 750쪽의 책이 탄생했답니다. 카터의 해부도는 매우 사실적이었고 당시 나와 있던 핸드북 크기의 다른 해부학 책들과 완전히 달랐어요. 그림

질병과 죽음에
맞   선

중 일부는 실물 크기였기 때문에 의학 공부에 많은 도움이 되었지요.

이 책은 줄여서 '그레이 해부학'으로 알려졌고 해를 거듭함에 따라 새로운 판본이 영국과 미국에서 출판되었어요. 1887년 11번째 판이 출판될 때 컬러 그림이 들어갔어요. 39판은 1600쪽에 삽화가 2260점이 들어가 있고 무게도 5킬로그램쯤 된답니다. 편집자인 런던 킹스대학 교수 수잔 스탠더링은 현대 의사들이 진료하는 방식에 맞추어 몸의 부위에 따라 본문을 개정했어요. 이 책의 내용은 온라인에서도 볼 수 있고, 세계에서 가장 방대한 해부학 지식을 담고 있답니다.

헨리 그레이가 의학 분야에서 많은 업적을 이루진 못했어요. 아쉽게도 천연두에 걸린 조카를 보살피다가 같은 병으로 34세에 세상을 떠났거든요. 카터 박사도 책이 출판되기 전에 열대 의학 연구를 위해 인도로 떠났다가 사망했어요.

해부학의 위상과 실재는 그레이 이후 크게 변했어요. 한때는 그 자체로 독립된 학문 분야였지만 이제는 생리학 연구와 함께 주류 의학과 치의학의 일부가 되었어요. 해부학은 뼈, 신경, 근육, 기관 등 몸의 구조를 연구하는 학문이라고 정의할 수 있어요. 지금은 조직학과 세포학도 아우르지요. 인체 해부는 사후 검사로 여전히 중요하지만 더 이상 의학 교육에서 일상적으로 쓰지 않아요. 시각 자료와 컴퓨터 기술이 해부의 자리를 차지했지만 그레이 해부학은 여전히 교재로 남아 있답니다.

Henry Gray

출생 1827년, 영국 런던
업적 세계에서 가장 유명한 의학 서적인 『해부도와 설명이 있는 해부학』의 저자
사망 1861년, 영국 런던

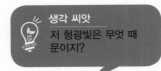

생각 씨앗
저 형광빛은 무엇 때문이지?

엑스선 발견자 빌헬름 콘라트 뢴트겐

{ 역사상 최초로 노벨 물리학상을 받은 빌헬름 뢴트겐이 1901년에 이룬 엑스선 발견의 업적에는 영원히 그의 이름을 따라다닐 거예요. 의학 역사에서 가장 중요한 발견 중 하나이고, 그 덕분에 가슴에서 나는 소리만 듣고 판단하던 결핵 진단 등 어림짐작으로 이루어지던 진단을 막을 수 있었어요. 또 팔다리 골절을 더 정확하게 판단할 수 있어서 절단을 방지하기도 했지요. }

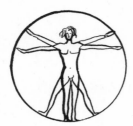

뢴트겐은 네덜란드에서 물리학을, 스위스 취리히에서 기계공학을 공부했고, 그 뒤 독일 뷔르츠부르크 대학에서 물리학을 가르치고 연구했어요.

뢴트겐이 엑스선을 발견한 해는 1895년이에요. 어느 날 그는 실험실에서 진공관에 전류를 흐르게 하는 실험을 반복하고 있었어요. 그런데 전류가 유리관을 통과할 때 실험실 반대편에 있던 시안화백금(Ⅱ)산바륨으로 코팅된 카드가 형광을 띠는 것을 목격했지요. 새로운 형태의 방사선을 발견한 것이었어요. 뢴트겐은 그것을 엑스선이라고 이름 붙였어요.

곧이어 뢴트겐은 방사선들이 사진 감광판을 검게 만들 수 있다는 것을 알아차렸지요. 그래서 발광체와 사진 감광판 사이에 카드를 놓고 카드 두께에 따라 방사선이 어느 정도 흡수되는지를 계속 관찰했어요. 아내 안나의 손까지 사진 감광판에 올려봤지요. 그 결과, 최초의 엑스선 사진이 탄생했어요. 사진에서 안나의 **뼈**는 하얗게, 살 부위는 검게, 그리고 손가락에 끼워져 있던 반지는 불투명한 그림자로 나타났어요.

뢴트겐은 엑스선이 가시광선, 자외선, 적외선과 같은 전자기파의 한 형태이지만 그보다 파장이 훨씬 짧고 진동수가 더 높다는 것을 보여 주었어요. 그 다음해, 시카고 학회에 모인 의사들은 사람의 팔다리 **뼈**를 고스란히 보여 주는 엑스선 사진에 감탄하고 곧바로 의학적으로 활용할 방안을 모색했답니다.

이 엑스선으로 가슴에서 나는 소리만 듣고 판단하던 결핵 진단 등 어림짐작으로 이루어지던 진단을 막을 수 있었어요. 팔다리 골절을 더 정확하게 판단할 수 있어서 절단을 방지하기도 했답니다. 1950년대에는 영국 물리학자 고드프리 하운스필드가 컴퓨터 단층 촬영법을 개발해요. 덕분에 엑스선 사진을 컴퓨터로 분석해 인체의 3차원 영상을 만들 수 있게 되었어요. CT 스캐닝으로 알려진 이 방법은 그 자체로 아주 중요한 영상 진단 기술이 되었답니다.

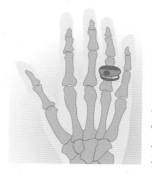

뢴트겐이 처음 공개적으로 촬영한 엑스선 사진은 1895년 뷔르츠부르크에서 강의하던 중에 유명한 해부학자 알 알베르트 폰 켈리커의 손을 엑스선으로 찍은 것이었다. 사진은 손의 골격과 반지까지 선명하게 보여준다.

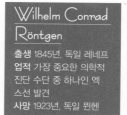

Wilhelm Conrad Röntgen

출생 1845년, 독일 레네프
업적 가장 중요한 의학적 진단 수단 중 하나인 엑스선 발견
사망 1923년, 독일 뮌헨

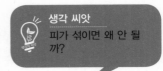

생각 씨앗
피가 섞이면 왜 안 될까?

안전한 수혈 방법 개척

카를 란트슈타이너

{ 란트슈타이너는 사람에게 세 가지 혈액형이 있다는 것을 밝히고 이들이 섞일 때 어떻게 반응하는지 설명했어요. 덕분에 거부 반응의 위험을 막을 수 있었지요. 그의 법칙은 혈청이 자신의 혈액형에 작용하지 않는 항체만을 가진다는 것이에요. AB형인 사람은 어떤 혈액형의 혈액 세포도 다 받아들이는 반면, O형인 사람은 O형의 혈액 세포만을 받을 수 있답니다. }

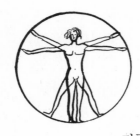

카를 란트슈타이너는 의학을 전공하고 난 뒤에도 독일과 스위스에서 화학을 계속 공부했는데, 이때 위대한 에밀 피셔를 포함하여 당대 최고의 교수들이 그의 스승이었어요. 혈청학과 면역학에 대한 그의 관심은 1896년 빈 대학의 위생학과에 자리를 잡으면서 시작되었어요. 그 뒤에 병리학과로 자리를 옮겨 400건도 넘는 부검을 실시했답니다.

1900년, 란트슈타이너는 응집 반응(서로 엉기는 반응)에 대한 중요한 논문을 발표했어요. 응집 반응은 한 사람의 혈액 세포가 다른 사람의 혈청과 섞일 때 이따금 일어나는 현상으로 수혈의 성공을 막는 걸림돌이었지요. 그는 실험을 통해 사람에게는 A형, B형, O형 세 가지의 혈액형이 있음을 발견했어요. A와 B는 각각 A형과 B형의 혈액 세포 표면에 붙어 있는 단백질 분자인 응집원을 말한답니다. 혈액형 O에

42

질병과 죽음에 맞 선

속하는 세포는 그 표면에 A도 없고 B도 없는 반면, AB형 혈액 세포는 둘 다 가지고 있어요. 각 혈청에 있는 '항체'라는 분자는 상응하는 항원에 붙어서 결집 반응을 일으키지요. 예를 들어 A형의 혈청에는 항B 항체가 있고, B형 혈청에는 항A 항체가 있어요. O형 혈청에는 항A 항체와 항B 항체가 둘 다 있으나 AB형 혈청에는 어느 것도 없어요.

란트슈타이너의 법칙은 혈청이 자신의 혈액형에 작용하지 않는 항체만을 가진다는 것이었어요. 따라서 AB형인 사람은 어떤 혈액형의 혈액 세포도 받아들일 수 있는 반면, O형인 사람은 O형의 혈액 세포만을 받을 수 있다는 것을 의미한답니다. 그 뒤 그는 사람의 피에서 다른 차이를 찾기 시작했고, 그를 위해 매독과 소아마비에 대한 연구도 했어요. 1906년, 그는 원숭이를 매독으로 감염시키는 데 성공했고, 원인균인 스피로헤타 팔리다로 실험을 계속하여 이 병을 진단하는 검사법을 개발했지요.

빈 대학의 연구 환경에 만족하지 못한 란트슈타이너는 1922년에 미국으로 건너가 록펠러 연구소에 자리를 잡았어요. 1930년, 란트슈타이너는 A, B, O 혈액형 연구 공로로 노벨 생리·의학상을 받지요. 그로부터 10년 후에는 알렉산더 와이너, 필립 러바인과 함께 혈액에서 레수스 인자라는 새로운 인자를 발견하게 돼요. 레수스 인자가 없는 여성은 레수스 양성인 태아에 대한 항체를 만들기 때문에 이 항체가 아이의 적혈구를 파괴하여 황달이나 뇌 손상을 일으킬 수 있지요. 이 발견은 문제를 미리 예상하고 영향을 받은 아이를 수혈로 구할 수 있다는 것을 의미한답니다.

Karl Landsteiner
출생 1868년, 오스트리아 빈
업적 혈액형을 발견하여 수혈이 안전하게 이루어질 수 있는 기반을 마련함
사망 1943년, 미국 뉴욕

The Genetics Revolution
유전학 혁명

{ DNA 염기 서열 결정과 같은 유전자 기술의 발달로 인간 게놈 프로젝트가
2000년에 완료되었어요. 인간 게놈 프로젝트에 의해 밝혀진 결과에 따르면
사람의 유전자 수는 생각한 것보다 훨씬 적은 약 3만 개라고 해요. 이제 유전
자 은행에서 사람들의 DNA 샘플을 모아서 질병에 영향을 주는 유전자 분포
를 확인하고 새로운 진단법과 치료법을 개발할 수 있답니다. }

각 유전자에는 단백질 하나를 만들 수 있는 정보가 있고, 각 단백질
은 신경 신호를 전달하거나 심장을 뛰게 만드는 등의 역할을 해요. 단백
질의 분자 특성을 결정하는 화학적 정보가 각 유전자에 해당하는 DNA
부위에 들어 있거든요. 유전자 정보에 이상이 생기면 기능을 제대로 하
지 못하는 단백질이 만들어질 수 있고, 그 단백질이 질병을 유발할 수 있
어요. 예를 들면, 혈우병 8번째 인자의 유전자 변이가 혈우병 환자에게서
발견되는데 이 변이 때문에 혈액 응고가 일어나지 못한답니다.

인간 게놈 프로젝트가 진행되기 전에도 유전학 연구자들은 낭포성 섬
유증이나 혈우병, 겸상적혈구 빈혈과 같은 이른바 단일 유전자 이상 질
환을 알아내는 방법을 개발했어요. 이로 인해 가족력에 유전 질환이 있
는 사람들이 유전병이 있는 아이를 가질 위험을 미리 알아낼 수 있어요.

암과 연관이 있는 유전자도 발견되었어요. 유방암의 5퍼센트 정도가
가족력이 있는 여성에게서 발견되는데 1990년대에 가계 위험도와 관련이
있는 두 유전자, BRCA1과 BRCA2가 발견되었어요. 이 유전자에 돌연변

**질병과 죽음에
맞   선**

이가 있는 여성은 암 발생 위험도가 90퍼센트까지 높을 수 있어요. 그래서 주기적으로 유방암 검진을 받거나 약을 복용하거나 예방을 위해 미리 유방 절제술까지도 받을 수 있지요.

인간 게놈 프로젝트는 다른 종류의 암과 심장 질환, 치매, 비만, 정신 질환, 고혈압 등에 대해서도 진단 기술을 높였어요. 예를 들면, 연구자들이 DNA '칩'을 이용하여 게놈 전체를 자세히 살피는 시도를 더 많이 하고 있고, 그 결과 질병과 관련된 유전자를 종전보다 더 많이 찾아내고 있지요. 앞으로의 도전 과제는 변형 유전자가 식생활과 같은 환경 요인과 어떤 관련이 있는지, 위험도를 낮추려면 어떻게 해야 하는지 알아내는 것이에요.

오늘날 유전학은 맞춤형 진료의 길도 선도하고 있지요. 약리 유전학은 개인이 처방받은 약물을 어떻게 처리하는지 살펴보는 것이에요. 환자의 유전자 분석 결과를 보고 의사는 어떤 약을 처방하는 것이 최선일지, 어떤 약이 부작용을 일으킬지 알 수 있지요. UK 바이오뱅크과 같은 유전자 은행 설립을 통해 더 큰 진전도 기대할 수 있어요. 유전자 은행에서 사람들의 DNA 샘플을 모아서 흔한 질병에 영향을 주는 유전자의 분포를 확인하고 새로운 진단법과 치료법을 개발할 수 있답니다.

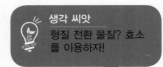

생각 씨앗
형질 전환 물질? 효소를 이용하자!

분자 생물학자 오즈월드 에이버리

오즈월드 에이버리는 DNA가 죽은 세균에서 살아 있는 세균으로 병원성을 전하는 형질 전환에서 중요한 역할을 한다고 밝힌 최초의 분자 생물학자예요. 그의 연구는 DNA에 대한 흥미를 유발했고, 이후에 과학자들은 DNA가 모든 유전자의 기본이며 세균부터 사람까지 모든 유기체의 생명 설계도를 가지고 있다는 것을 알아냈지요.

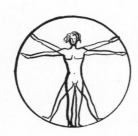

에이버리는 콜게이트 대학과 컬럼비아 대학에서 의학을 전공하고 1904년에 의사 자격증을 땄어요. 한동안 의사로서 진료 활동을 했지만 그의 진짜 관심 분야는 미생물학이었어요. 에이버리는 미생물학자 프레드 그리피스가 1928년에 발표한 연구 결과에 매혹되어 결핵과 폐렴을 일으키는 세균에 대해 집중적으로 연구했어요. 그리피스는 폐렴을 일으킬 수 있는 세균 중 하나인 폐렴쌍구균을 연구하고 있었어요. 폐렴쌍구균은 두 종류가 있었는데, 그리피스는 이들을 각각 R형과 S형이라고 불렀어요. R형 세균은 해가 없었고, S형은 병원성이 있었어요. 그리피스는 살아 있는 R형 폐렴쌍구균을 죽은 S형 폐렴쌍구균과 섞어서 실험쥐에 주사했을 때 그 혼합물이 치명적임을 발견했어요. 이를 통해 그는 자신이 '형질 전환 물질'이라고 이름 붙인 무엇인가가 죽은 세균에서 살아

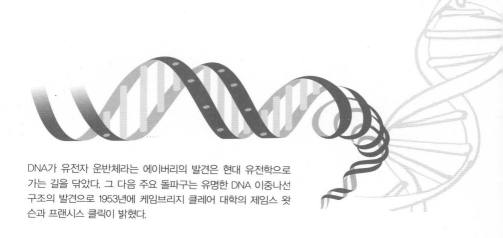

DNA가 유전자 운반체라는 에이버리의 발견은 현대 유전학으로 가는 길을 닦았다. 그 다음 주요 돌파구는 유명한 DNA 이중나선 구조의 발견으로 1953년에 케임브리지 클레어 대학의 제임스 왓슨과 프랜시스 클릭이 밝혔다.

있는 세균으로 전해졌고 그 물질이 병원성을 부여했다고 추론했어요. 이에 에이버리는 형질 전환 물질을 밝히기 위한 연구에 착수했어요.

1940년대에는 염색체가 유기체의 특성을 결정하는 유전 정보를 가지고 있음이 알려져 있었지만 유전 정보가 어떻게 작동하는지는 몰랐어요.

에이버리는 수년 동안 형질 전환 물질의 화학적 정체를 밝히기 위해 여러 가지 세포 구성 성분을 분해하는 효소를 이용했어요. 한 가지 효소로 한 가지 구성 성분을 제거한 혼합물이 형질 전환 특성을 유지한다면 그 구성 성분은 형질 전환 물질이 아님을 알아낸 것이지요.

1944년, 마침내 에이버리는 DNA가 그 유명한 형질 전환 물질이라고 발표했어요. 이후에 과학자들은 DNA가 모든 유전자의 기본이며 세균부터 사람까지 모든 유기체의 생명 설계도를 가지고 있다는 것을 알아냈지요.

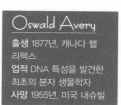

Oswald Avery
출생 1877년, 캐나다 핼리팩스
업적 DNA 특성을 발견한 최초의 분자 생물학자
사망 1955년, 미국 내슈빌

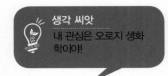

**인간 게놈
프로젝트의 대가** 프랜시스 콜린스

콜린스는 DNA 서열 내에서 잠재적인 질병 유전자를 찾아내는 기술을 연구했어요. '위치 추적 클로닝'으로 알려진 이 방법으로 그가 거둔 최초의 성공은 1989년에 폐질환 낭포성 섬유증의 유전자를 밝힌 것이랍니다. 콜린스의 발견은 뒤에 분자 유전학의 초석이 되었고, 콜린스는 인간 게놈 프로젝트를 계속해서 이끌었어요.

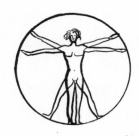

버지니아 대학에서 화학을 전공하고, 예일 대학에서 물리화학으로 박사 학위를 받은 콜린스는 생화학에 관심이 많았어요. 생명 설계도를 지닌 DNA와 관련 분자인 리보핵산(RNA)에 완전히 매료되었거든요. 그래서 분자 생물학과 유전학 혁명에 몸을 던지기로 결심하고 뒤늦게 노스캐롤라이나 의과 대학에 들어갔고, 1977년에 의학 학위를 받았어요.

1978년과 1981년 사이에 콜린스는 노스캐롤라이나 기념 병원에서 내과 수련의로 일하다가 예일 대학으로 돌아가 유전학 연구직을 맡았지요. 그곳에서 그는 잠재적인 질병유전자를 연구하기 시작했어요. 그리하여 위치 추적으로 유전자를 복제하여 질병 유전자를 감별해 내는 방법으로 놀라운 성과를 냈어요 .

이 분야에서 콜린스가 거둔 최초의 성공은 1989년에 폐질환 낭포

질병과 죽음에
맞   선

성 섬유증의 유전자를 밝힌 것이랍니다. 뒤에 그의 팀은 헌팅턴 병, 신경 섬유종, 다발성 내분비 종양 1형, 성인 급성 백혈병의 유전자를 찾아냈지요.

1993년에 콜린스는 국립 인간 게놈 연구 센터(뒤에 국립 인간 게놈 연구소, 즉 NHGRI이 됨)에서 인간 게놈 프로젝트를 이끌었어요. 신체의 각 세포는 DNA 분자라는 형태로 설계도를 가지고 있지요. 각 DNA 분자는 뉴클레오티드라고 불리는 단위 화합물로 이루어지는데, 뉴클레오티드는 4종류가 있어요. 바로 이 뉴클레오티드 서열이 세포의 활성을 담당하는 단백질 분자 전체를 만드는 암호이고, 실질적인 생명 설계도랍니다. 인간 게놈 프로젝트에서는 '서열 분석기'라는 자동 기기를 사용해 DNA 조각의 서열을 밝힌 뒤, 서열 정보를 통합하고 자료를 해석했지요.

이즈음 새로운 경쟁자가 나타났어요. 생물학자 크레이그 벤터였지요. 자신이 소유하고 있는 DNA의 서열을 밝혀 유명해진 벤터는 자신의 유전학 회사에서 이 일을 더 빨리 끝낼 거라고 선언했답니다. 결국 이들은 서로 협력하기로 했고, 인간 게놈 프로젝트의 작업 초안이 2006년 6월에 발표되었어요. 당시 미국의 빌 클린턴 대통령은 이들을 불러 획기적인 성과를 축하했지요. 콜린스와 그의 협력자들은 인간 게놈 지도를 더 정교하게 다듬었고, 최종 서열은 2003년 4월에 발표되었답니다.

Francis
S. Collins

출생 1950년, 미국 버지니아 주 스톤턴
업적 질병 유전자를 여러 개 발견했고 인간 게놈 프로젝트를 완성하기까지 감독함

3장

질병

DISEASE '

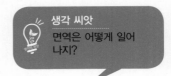
생각 씨앗
면역은 어떻게 일어 나지?

예방 접종의 창시자 에드워드 제너

> 제너는 예방 접종이라는 개념을 처음으로 도입한 의사였어요. 천연두 등 제 너가 입증한 원칙은 지금도 유효하고 소아마비와 홍역, 결핵, B형 간염 등 여 러 질병에 적용되어 이후 수백 만 명의 생명을 구했답니다. 그의 발견 덕분에 면역학에 대한 이해는 크게 발전해 지금은 말라리아, 에이즈, C형 간염 등의 백신을 찾기 위한 연구가 계속되고 있어요.

제너는 지역 교구 목사의 아들로 태어나 14세에 외과의 수련 을 받았어요. 1770년에 런던에 있는 세인트조지 병원에서 유 명한 외과 의사인 존 헌터의 지도를 받기 시작했지요. 그 후 고향인 버클리로 돌아가 그곳에서 남은 일생 동안 환자를 진료했어요.

당시 천연두는 치사율이 높아서 아주 무서운 병 이었고, 특히 어린아이들이 걸리기 쉬웠어요. 실제로 천연두 바이러스 는 인류 역사에서 전쟁보다 더 많은 사람들의 생명을 앗아 갔어요. 게 다가 병에서 회복해 겨우 목숨을 건진 사람들조차도 흔히 '곰보 자국' 이라 불리는 흉터가 남아 평생을 따라다녔지요. 천연두를 예방할 수 있다고 알려진 유일한 방법은 '인두 접종'이었어요. 감염된 환자의 고 름을 건강한 사람에게 주입하는 것이었는데, 이는 중국에서 시작되었 다고 전해지고 있어요. 우두에 걸린 소의 젖을 짜는 여자가 천연두에

질병과 죽음에
맞   선

면역이 있다는 것은 이미 알려져 있었어요. 제너는 이러한 자연적인 면역이 어떻게 일어나는지 알아내고자 연구에 나섰어요.

1796년에 제너는 8세인 제임스 필립에게 처음으로 예방 접종을 시도했어요. 소년의 팔에 상처를 내고 우두의 환부에서 얻은 고름을 주입했어요. 소젖 짜는 여자처럼 소년에게도 천연두에 대항하는 면역력이 생길 거라고 기대했어요. 소년은 천연두에 면역을 보였어요. 이 실험은 위험했고, 성직자들은 병에 걸린 동물에게서 나온 물질을 사람에게 주입하는 것이 비윤리적이라고 비판했어요. 제너는 실험 결과를 왕립 협회에 보고했지만 협회에서는 더 많은 증명 자료를 더 많이 요구했어요. 그러자 제너는 11세인 자기 아들을 포함해서 다른 아이들 여러 명에게도 실험을 했어요.

제너가 사용한 우두 고름에는 우두 바이러스가 있었고 그것이 면역계를 자극해서 천연두가 침입하면 공격할 수 있게 면역 반응을 미리 준비시켰어요. 오늘날 백신은 18세기에 썼던 것보다 더 순수하고 안전해요. 순수하게 분리한 바이러스, 또는 면역 반응을 일으키는 것으로 알려진 항원 단백질로 만들거든요. 때로는 항원 단백질의 일부분(펩티드)만을 이용할 수도 있어요.

면역학에 대한 이해는 이후 크게 발전했고, 면역 시스템의 특정 부분을 활성화하도록 고안한 백신은 감염에 대항해서 더욱 강력한 반응을 유도하게 되었답니다.

Edward Jenner
출생 1749년, 영국 버클리
업적 예방 접종 창시자로 천연두 퇴치의 기반을 마련함
사망 1823년, 영국 버클리

청진기 발명자 르네 테오필 시아신트 라에네크

르네 라에네크는 청진기를 발명했어요. 처음에는 종이를 말아서 자신의 귀와 환자의 가슴 사이에 넣고 활용했지요. 양쪽 귀에 꽂는 청진기는 엑스레이가 발견되기 전까지 가장 중요한 진단 수단이었어요. 청진기의 발명 덕분에 진단은 의사가 질병의 신호를 직접 살피는 쪽으로 기울었지요. 이는 의학의 중심부에 과학이 들어온 중요한 진척이었답니다.

1801년에 라에네크는 파리에 새로 문을 연 에콜 드 상떼에 들어가서 나폴레옹 주치의였던 장 코르비사르와 함께 공부했어요. 코르비사르는 가슴의 소리를 듣는 청진법과 가슴을 두드려 보는 타진법을 질병 진단에 활용했어요. 이 두 기술 모두 오스트리아 의사인 레오폴트 아우엔브루거(1722~1809)가 개발한 것이에요. 라에네크는 이 방법과 병리 해부학을 과학적으로 연구하는 데 관심이 많았어요. 그는 코르비사르가 만드는 의학 잡지에 병리학, 기생충학, 음악과 언어 등 다방면에 걸쳐 글을 썼어요. 그가 처음 기술한 내용 중 하나는 복막염에 관한 것이었는데, 이는 새롭게 알려진 병이었지요.

1804년에 의사 면허를 받은 라에네크는 정치적·종교적으로 보수주의자이자 왕정주의자였기 때문에 학계에서 자리를 구하기 어려웠어요. 그래서 몇 해 동안은 소시에테 의학 학교에서 연구만 하다가 나중에 살페트리에 병원에서 의사로 일하게 되었지요. 1815년, 루이 18세의 왕정 복고 이후 라에네크는 왕당파의 개입으로 네커 병원의 수석 의사가 되었어요.

그 당시에는 의사가 자기 머리를 환자 가슴에 대고 청진을 하고 가슴을 두드려서 타진을 했는데, 하루는 라에네크를 찾아온 젊은 여성 환자가 너무 통통해서 가슴 소리를 듣기 힘들었어요. 그래서 종이 한 장을 둘둘 말아서 귀에 대었더니 귀를 직접 환자의 가슴에 댔을 때보다 훨씬 더 똑똑하게 심장 소리가 들렸어요.

라에네크는 청진기를 활용하여 『간접 타진법에 대하여』라는 책을 출판했어요. 그 책에서 가슴 소리가 검시 결과와 연결되는 사례 50가지를 기술했지요. 파리 지역 의사들 일부는 청진기를 써서 '기관설'이라는 새로운 의학 이론을 발전시켰어요. 질병은 모두 몸에 있는 기관에 생기는 변화로 파악할 수 있다고 본 것이지요. 라에네크는 기관, 체액 그리고 생명력이 우리 몸을 이루는데, 이 셋 중 어느 하나에 혼란이 생기면 병이 나타난다고 말했어요. 또한 정신 건강의 중요성을 믿었어요. 라에네크는 영향력이 있는 사람이었지만 동료들 사이에서 인기를 얻지 못했어요. 청진법에 대한 두 번째 책을 출판한 다음에 고향 브르타뉴로 돌아갔고, 얼마 후 결핵을 앓다 세상을 떠났답니다.

청진기 발명으로 진단은 환자가 말하는 증상을 듣는 것에서 의사가 질병의 신호를 직접 살피는 쪽으로 기울었고, 의학이 과학의 중심부로 들어오게 되었어요.

René-Théophile-Hyacinthe Laennec

출생 1781년, 프랑스 브르타뉴 캉페르
업적 의학에서 가장 중요한 진단 수단 중 하나인 청진기를 발명함
사망 1826년, 프랑스 켈루아네크

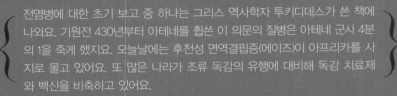

뚜벅뚜벅
의학의 발자국

Epidemics and Pandemics
전염병과 세계적인 유행병

전염병에 대한 초기 보고 중 하나는 그리스 역사학자 투키디데스가 쓴 책에
나와요. 기원전 430년부터 아테네를 휩쓴 이 의문의 질병은 아테네 군사 4분
의 1을 죽게 했지요. 오늘날에는 후천성 면역결핍증(에이즈)이 아프리카를 사
지로 몰고 있어요. 또 많은 나라가 조류 독감의 유행에 대비해 독감 치료제
와 백신을 비축하고 있어요.

어떤 지역에서 감염성 질병이 특이하게 자주 발생할 때 이를 전염병이
라 해요. 세계적 유행병은 질병이 여러 나라, 심지어는 대부분의 나라에
서 나타나 전 지구를 휩쓰는 전염병이지요. 인류 역사는 여러 전염병으로
크게 타격을 입고 변화를 겪었어요. 가장 무시무시했던 전염병은 14세기
유럽 전체 인구를 반토막 낸 흑사병이었어요.

특히 군대와 같은 집단의 이동은 전염병의 확산에 중요한 역할을 해
요. 15세기에는 아메리카를 정복한 유럽인들이 천연두를 비롯하여 여러
서구 전염병을 원주민에게 퍼뜨렸어요.

1918년부터 1919년 사이에 유행한 독감은 2천만~4천만 명의 목숨을
빼앗았어요. 이는 제1차 세계 대전 때 죽은 사람들보다 더 많은 수예요.
세계 인구의 5분의 1이 영향을 받았고, 미국인의 기대 수명도 이후 10년
간 크게 낮아졌지요. 이보다 규모는 작았지만 1957년과 1968년에도 독감
이 유행했어요.

인플루엔자는 조류에서 발생하는 병인데 원인 바이러스가 변이를 일

56

**질병과 죽음에
맞   선**

으켜 사람도 감염시킬 수 있어요. 독감은 매년 발생하고 원인이 되는 바이러스는 매번 유전자가 조금씩 변해요. 조류 독감을 일으키는 H5N1 균주가 2003년과 2004년에 동남아시아에서 발견되었어요. 감염된 일부 조류 집단에서 새들이 모두 죽었지요. 이 질병은 특히 사람과 동물 사이에 접촉이 많은 곳에서 인간에게도 전염될 수 있어요. H5N1 조류 독감은 세계적 유행병의 조건 중 두 가지를 이미 충족하는데, 첫째, 병의 원인이 알려지지 않은 균주예요. 따라서 자연 면역이 아직 생기지 않았어요. 둘째, 동물원성 감염증(서로 다른 종 사이에서 병이 전파될 수 있는 질병)이에요. 세계적 유행병의 세 번째 요건은 병이 사람들 사이에서도 쉽게 전파될 수 있다는 것인데, 이 요건은 아직 충족되지 않고 있어요. 그러나 독감 바이러스가 놀랍도록 빠르게 변이를 일으키므로 세계적 유행병을 촉발할 수 있을 정도로 사람에게 감염할 수 있는 H5N1 변이가 생기는 것은 단지 시간문제일 수 있어요.

이런 이유 때문에 세계 보건 기구(WHO)에서는 감염이 전염병으로 퍼지거나 더 심각하게 전 세계로 확대되기 전에 강력한 감시 체계를 운영하고 있어요. 세계적 유행병을 일으키는 균주가 나타났을 때 이에 대항할 백신을 제조하기까지 4~6개월이 걸리기는 하지만, 정부에서는 독감 치료제와 독감 예방 백신의 공급을 늘리고 있지요. 과거에 군대가 다른 나라로 진군하면서 질병을 퍼뜨렸던 것과 마찬가지로 현대의 생활방식도 세계적 유행병의 발생 위험을 증가시키는 요인이에요. 세계 여행이 늘고 사람과 동물 사이의 접촉이 많아지고 지구 온난화가 진행되고 있거든요.

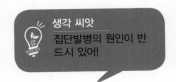
역학의 대가 존 스노

> 의학을 과학적으로 접근한 존 스노는 시대를 앞서 갔어요. 특히 콜레라의 원인과 확산 경로를 연구해 영국의 콜레라 재앙에 종지부를 찍을 수 있었지요. 또 감염을 막기 위해 '손을 씻고 오염된 음식과 물을 피하라'는 방법은 지금도 효과적이에요. 스노는 영국 최초의 마취 전문가로, 빅토리아 여왕이 왕자를 낳을 때 마취를 하기도 했어요.

스노는 14세에 뉴캐슬에서 외과 수련의가 되었어요. 1831년에 영국에서 처음으로 콜레라가 발생했는데, 당시 수련의였던 스노는 콜레라에 대처하는 것을 돕기 위해 파견되었어요. 전염병에 대한 그의 관심은 이때부터였어요.

스노는 '독기'나 나쁜 공기를 통해 질병이 퍼지기보다는 세균에 의해 퍼진다고 믿었지요. 그래서 콜레라가 오염된 물을 통해 전파되며 그 원인은 어떤 종류의 유기체라고 주장했어요. 1848년 런던에서 콜레라가 유행했을 때 그는 그 전파를 조사하여 '콜레라의 전파 방식에 대하여'라는 연구 논문을 발표했어요. 1854년 8월에는 런던 중심부 브로드웨이와 그 주변에서 발생한 전염병을 조사했어요. 그는 지도를 만들어서 콜레라 발생을 추적했고, 전염병의 원인으로 브로드웨이 펌프에서 나오는 물을 찾아냈어요. 우물은 하수관과 매우 가까이 있었는데, 사망자는 브로드웨이의 펌프에서 물을 길어 먹었거나 근처의 학교에 다니는 아이들이었음을 알아냈지요.

그는 더 이상 우물을 이용하지 못하게 펌프의 손잡이를 제거하라고 했어요. 콜레라 전파에 대한 그의 이론은 인정을 받았고, 그의 연구 덕분에 수천 명이 목숨을 구했지요.

스노는 호흡에 대해서도 관심이 있었어요. 에테르는 1846년에 영국에 마취제로 들어왔고, 클로로포름은 1847년에 들어왔어요. 스노는 흡입 기구를 고안했고, 마취의 5단계를 설명하는 이론을 제안했어요. 그리하여 영국 최초의 마취 전문가가 되었고, 1853년에는 빅토리아 여왕이 여덟 번째 아들 레오폴드 왕자를 낳을 때 클로로포름을 투여하였지요. 이를 계기로 의학계에서는 마취법을 받아들였어요.

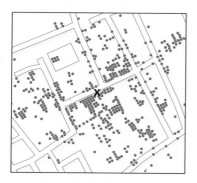

x 펌프
• 콜레라 사망자

1848년에 스노가 런던에 있는 그의 집 근처에서 콜레라가 발생했을 때 콜레라 발생 지점을 지도 위에 표시한 것이다. 사망 장소는 브로드웨이에 있는 급수 펌프 주변에 집중되어 있음을 볼 수 있다. 특정 펌프에서 나오는 오염된 물이 전염병의 원인이라는 것을 보여 주는 결과다.

John Snow
출생 1813년, 영국 요크셔
업적 콜레라를 연구하여 질병의 원인과 확산을 연구하는 과학 분야인 역학의 발전에 획기적인 업적을 남겼고, 영국에서 마취제의 사용을 개척함
사망 1858년, 영국 요크셔

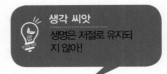
생각 씨앗
생명은 저절로 유지되지 않아!

미생물학의 아버지 루이 파스퇴르

미생물학의 아버지라고 여겨지는 루이 파스퇴르는 그의 이름을 붙여 명명한 저온 살균법과 예방 접종 영역에서 이룬 선구적인 연구 성과로 가장 잘 알려져 있지요. 그는 의료 기구를 끓는 물로 멸균하는 방법도 개발했답니다. 파스퇴르의 명성은 대단해서 그의 업적을 기리고자 사람들이 낸 기부금으로 1888년에 프랑스 파리에 파스퇴르 연구소가 문을 열었답니다.

파스퇴르는 파리에 있는 과학 교육 기관인 에콜 노르말 쉬페리에르에 다녔고, 그곳에서 화학에 대한 흥미를 키웠어요. 1848년에 스트라스부르 대학의 화학 교수가 되었고, 그 뒤에 릴 대학으로 옮겼지요. 그곳에서 파스퇴르는 화학에서 생물로 연구 분야를 바꿨고 와인과 맥주를 만드는 산업과 연관이 있는 발효를 연구하면서 발효가 미생물에 의해 일어남을 보여 주었어요.

파스퇴르는 1857년에 파리로 돌아가 에콜 노르말 쉬페리에르의 과학 연구 부문 책임자가 되었고 10년 후에는 소르본 대학의 화학 교수가 되었지요. 1860년대에 실험을 통해서 그때까지 사람들이 믿고 있던 것처럼 생명은 저절로 유지되지 않는다는 것을 밝혔어요. 이 실험에서 파스퇴르는 S자 플라스크에 멸균한 발효 배양액을 넣었는데, 플라스크의 모양 때문에 오염균이 배양액으로 들어갈 수가 없었고, 계

질병과 죽음에 맞 선

속 멸균 상태로 남았지요. 플라스크의 목이 부러지자 배양액은 부패하기 시작했어요. 공기 중의 미생물이 들어갔기 때문이지요. 이 실험으로 파스퇴르는 저온 살균법을 개발했어요. 우유나 와인 같은 물질을 짧은 시간 동안 적절히 가열하면 그 안에 있는 미생물이 죽기 때문에 이들 물질이 변질되는 것을 막을 수 있었지요. 이 방법은 오염된 우유를 통해 퍼지는 결핵과 장티푸스를 막는 데도 도움이 되었어요.

파스퇴르는 미생물 연구를 통해서 동물과 사람의 질병의 원인을 탐구했어요. 그의 초기 연구 중에는 누에의 세균성 질병에 대한 것이 있는데, 덕분에 프랑스 실크 산업의 몰락을 막을 수 있었지요. 그는 또 돼지, 소 등 가금류에서 미생물이 일으키는 질병도 연구해 인간에게 병을 일으키는 스트렙토코쿠스와 스타필로코쿠스 종들을 밝혀냈답니다.

예방 접종이라는 개념은 이미 에드워드 제너의 천연두 연구로 확립되어 있었어요. 파스퇴르는 1870년대에 말과 닭에서 콜레라를 일으키는 바실루스 균을 이용해서 예방 접종 개념을 발전시켰어요. 그는 자신의 연구를 사람에게 확대하는 것에는 매우 신중했어요. 그러나 1885년에 광견병 개에게 물린 9세 소년을 처치해 성공했고 다음 해에는 광견병에 감염된 2500명 이상의 사람들에게 백신을 주사했는데, 그중 소수만이 광견병으로 사망했어요. 파스퇴르의 명성은 대단해서 그의 업적을 기리고자 사람들이 낸 기부금으로 1888년 파리에 첫 파스퇴르 연구소가 문을 열었답니다.

Louis Pasteur
출생 1822년, 프랑스 돌레
업적 미생물학과 질병의 세균 발생설을 확립하고 화학과 면역학에서 주요 발견을 이룸
사망 1895년, 프랑스 파리

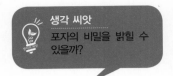
세균학의 대가 로베르트 코흐

루이 파스퇴르가 마련한 기반 위에서 로베르트 코흐는 세균설을 믿을 수 있는 과학으로 굳건히 확립했어요. 탄저병과 결핵, 콜레라 등의 원인균의 정체를 밝히는 한편 1882년에는 감염성 질병에 대한 가설을 내놓았는데, 이는 오늘날에도 여전히 활용된답니다. 결핵 연구의 성과를 인정받아 1905년 노벨상을 받았어요.

코흐는 독일 괴팅겐에서 의학 수업을 받고 1866년에 졸업했어요. 전염성이 높은 가축병이지만 사람에게도 전염될 수 있는 탄저를 연구하면서 세균학에 관심을 갖기 시작했지요. 1877년에 코흐는 미생물 바실루스 안스라시스가 이 병을 일으킨다는 것을 알아냈어요. 이 연구를 하면서 탄저균이 포자를 만들 수 있다는 중요한 사실도 알아냈지요. 포자는 흙 속에서 수년 동안 살아남을 수 있고 공기를 타고 먼 거리를 여행할 수도 있답니다. 코흐는 이것이 바로 불가사의해 보였던 전염병의 근본적인 발생 원인이며, 조건이 좋아지면 균이 포자 형태에서 다시 활성화될 수 있다고 주장했어요. 미생물 의학의 발전에서 중요한 발견을 이룬 것이었지요.

1882년에 코흐는 결핵의 원인인 결핵 결절 간균 마이코박테리움 투베르쿨로시스(TB)의 정체를 밝혔어요. 이 연구로 국제적인 명성을 얻

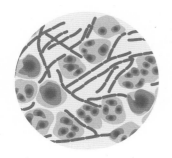

코흐가 관찰한 탄저균인데, 현미경 아래에서 작은 막대기 같은 형태로 보인다. 미생물학 분야에서 이룬 선구적인 진전 중 하나다.

었고, 장거리 여행을 다니면서 감염을 연구했지요. 1883년, 이집트에서는 콜레라를 일으키는 콜레라 비브리오의 정체도 밝혔지요.

코흐는 미생물학 분야에서 중요한 기술적 진전도 이루었어요. 염료로 세균 표본을 염색해서 현미경 관찰을 더 쉽게 할 수 있게 했고, 한천 겔을 써서 세균을 배양함으로써 그전에 널리 쓰였던 액체 배지보다 더 좋은 결과를 얻을 수 있었어요. 코흐는 수술 기구를 멸균하는 데 수증기가 끓는 물보다 더 효과적임을 보여 주기도 했어요.

『외상 감염 질병의 원인에 대하여』라는 책을 1879에 출판한 코흐는 1884년에는 자신의 가설을 체계적으로 정리했어요. 첫째, 원인 미생물이 병이 일어난 모든 경우에 존재해야 한다. 둘째, 이 유기체를 순수하게 배양할 수 있어야 한다. 셋째, 미생물을 여러 세대 키워서 얻은 배양액을 실험 동물에 주사해서 질병을 다시 일으킬 수 있어야 한다. 넷째, 감염된 실험 동물로부터 유기체를 다시 분리할 수 있어야 한다.

코흐는 투베르쿨린이라는 백신을 개발해 결핵 연구를 더 발전시키려고 노력했어요. 그 연구는 성공하지 못했지만, 결핵 연구의 성과를 인정받아 1905년 노벨상을 받았어요.

Robert Koch
출생 1843년, 독일 클라우스탈
업적 현대 미생물 의학 개척자로 감염성 질병의 원칙을 확립함
사망 1910년, 독일 바덴바덴

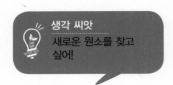
생각 씨앗
새로운 원소를 찾고
싶어!

마리 퀴리

**방사선
개척자**

> 마리 퀴리는 첫 여성 노벨상 수상자였고, 과학 분야에서 두 번 노벨상을 탄
> 사람으로는 유일하답니다. 방사능에 대한 선구적인 연구로 새로운 원소인 폴
> 로늄과 라듐을 발견, 방사선 생물학과 암의 방사선 치료를 위한 길을 닦아 주
> 었지요. 제1차 세계 대전 동안에는 '리틀 퀴리'라는 이동식 엑스선 장비 차량
> 을 직접 운전해서 군대 병원에 엑스선 장비를 지원했어요.

마리 퀴리는 러시아가 지배하던 시기 폴란드에서 자랐어요.
학비를 벌기 위해 가정교사로 일했고, 물리학을 공부하기 위
해 파리에 있는 소르본 대학에 들어갔지요. 1891년에 마리
퀴리는 최우수 학생으로 졸업한 뒤 피에르 퀴리를 만나
1895년에 결혼했답니다.

1896년 프랑스 물리학자 앙리 베크렐이 방사능을
발견하자 퀴리는 박사 학위 과제로 방사능을 연구하기로 결심했어요.
그녀는 방사능이 우라늄 원소의 원자 특성이며 토륨 원소도 방사선
을 방출한다는 것을 알아냈지요. 우라늄 광물인 피치블렌드가 라듐
과 토륨 함량으로 예측한 것보다 더 많은 방사선을 방출하자, 퀴리는
또 다른 방사능 물질을 발견하기 위한 연구에 착수했어요. 피에르 퀴
리도 자신의 연구를 포기하고 이 연구에 매달렸지요. 1898년 7월, 두
사람은 새로운 원소를 분리하는 데 성공했어요. 퀴리는 자신의 조국

질병과 죽음에
맞   선

인 폴란드 이름을 따라 이 원소를 폴로늄이라고 명명했지요. 10월에 두 사람은 라듐 분리에도 성공했어요. 열악한 작업실에서 지치지 않고 연구를 거듭한 끝에 피치블렌드 1톤에서 염화라듐 0.1그램을 분리했답니다. 라듐은 아주 특이한 특성이 있었는데, 열을 발산하고 어둠 속에서 빛을 냈어요.

1903년 마리 퀴리는 박사 학위를 받았고 프랑스에서 여성으로는 처음으로 상을 받았답니다. 같은 해 그녀와 피에르 퀴리는 앙리 베크렐과 함께 방사능 연구 공로로 노벨 물리학상을 받았어요. 암 치료제로 쓰일 수 있는 라듐의 잠재력이 곧 현실이 되었어요. 엑스선 장비보다 라듐 시험관, 라듐 캡슐, 라듐 바늘이 암 치료에 사용하기가 더 쉬웠지요. 파리 라듐 연구소도 제1차 세계 대전 직전에 문을 열었어요. 기금 모금 운동이 시작되었는데, 이는 라듐이 세계에서 가장 비싼 물질이었기 때문이지요.

제1차 세계 대전 동안 퀴리는 '리틀 퀴리'라고 알려진 이동식 엑스선 장비 차량을 직접 운전해서 군대 병원에 이동식 엑스선 장비를 지원했어요. 전쟁 후에는 기금 마련을 위해 미국을 여러 번 방문해 성과를 거두기도 했고, 폴란드에서도 기금을 마련해 바르샤바에 라듐 연구소를 열 수 있었어요. 그러나 마리 퀴리는 방사능 물질을 다루는 일 때문에 건강이 악화되었고, 67세에 재생 불량성 빈혈로 세상을 떠났어요.

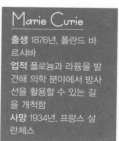

Marie Curie
출생 1876년, 폴란드 바르샤바
업적 폴로늄과 라듐을 발견해 의학 분야에서 방사선을 활용할 수 있는 길을 개척함
사망 1934년, 프랑스 살란체스

Germ Theory of Disease
질병의 세균설

장티푸스, 콜레라, 흑사병, 천연두와 같은 감염성 질병은 의사들이 병의 원인이 미생물이라는 것을 알아차리기도 전에 수백만 명의 목숨을 빼앗았어요. '병원균'이라는 용어는 종종 해로운 미생물을 가리키는 말로 쓰이는데, 이는 많은 미생물들이 해가 없거나 유용하기 때문이에요. 질병의 '세균설'은 로베르트 코흐가 창안한 획기적인 이론 중 하나예요.

옛날에는 감염의 주요 증상 중 하나인 열의 원인을 '독기', 즉 나쁜 공기를 마시면 걸린다고 생각했어요. 장티푸스와 같은 질병도 과학적으로 설명하지 못했지요. 오염된 음식이나 물이 원인이라고는 미처 생각하지 못했던 것이지요.

이때 프랑스 화학자 루이 파스퇴르가 혁신적인 실험을 했고, 마침내 독기 가설을 바꾸어 놓았어요. 그는 맥주와 와인 양조 과정에서 일어나는 부패 현상을 연구하여 공기 중 미생물이 부패의 원인이었음을 보여 주었어요. 바로 여기에서 미생물이 질병을 일으키고 전파하는 데 결정적인 역할을 할지도 모른다는 결론까지 단숨에 이르렀어요.

파스퇴르는 프랑스 실크 산업을 망치고 있던 누에 병으로 관심을 돌렸고, 세균이 그 병을 일으킨다는 것을 보여 주었어요. 그다음에는 동물의 여러 질병에서 미생물이 어떤 역할을 하는지 살폈는데, 그는 특히 탄저병과 광견병에 관심이 많았고, 미생물이 원인이라는 생각을 발전시켜 19세기 후반에는 이 질병에 대한 백신을 개발했어요.

그런데 세균설을 실제로 체계화해서 발표한 사람은 코흐였어요. 그 내용은 「외상 감염 질병의 원인에 대하여」라는 코흐의 논문에 정리되어 있어요. 코흐의 가설은 다양한 미생물을 분리하고 순수하게 배양하는 실험을 통해 이끌어 낸 것이었고, 지금도 미생물 실험실에서 질병 발생과 전염병의 원인을 연구하는 데 여전히 활용된답니다.

코흐는 1882년에 결핵균을, 1883년에 콜레라 균을 발견했어요. 같은 시대 연구자들도 계속해서 장티푸스, 폐렴, 나병, 백일해, 흑사병, 성병과 같이 흔히 발생하는 질병의 원인균을 분리해 냈어요.

세균설은 또한 백신 개발에 불을 붙였고, 나중에는 페니실린과 스트렙토마이신과 같은 항생제 개발로 이어졌어요. 예방 접종은 1979년대 말 천연두를 전 세계에서 몰아냈고, 소아마비도 거의 퇴치시켰어요. 그러는 사이에 후천성 면역 결핍증(에이즈), 중증 급성 호흡기 증후군(SARS), H5N1 조류 독감 같은 새로운 위협이 등장했어요. 이들 질병의 원인을 밝히는 일은 지금도 진행되고 있어요.

세균설은 흔히 감염으로 인식되지 않는 질병을 이해하는 데도 유용하다는 것이 밝혀졌어요. 예를 들면, 자궁 경부암이 인유두종 바이러스(HPV) 감염과 밀접하게 관련되어 있다고 알려졌어요. 그래서 HPV에 대한 백신이 자궁 경부암 예방에 도움이 된다고 밝혀져 널리 사용되고 있어요. 세균 헬리코박터 파일로리가 소화성 궤양과 위암에 관련되어 있다는 것도 알려졌어요. 지금은 항생제로 이 균을 박멸하는 것이 더 효과적이라고 생각하고 있지요.

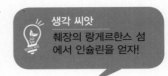

인슐린 발견자 프레더릭 밴팅

당분을 분해하는 요소인 인슐린이 부족하여 생기는 당뇨병은 현대인들이 많이 앓는 질환이에요. 밴팅은 제자 찰스 베스트와 함께 당뇨병을 치료하는 인슐린 추출법을 발견했고, 이 공로로 1923년 노벨상을 받았어요. 인슐린은 처음에 돼지 췌장에서 추출했는데, 지금은 사람 인슐린과 똑같은 합성 인슐린을 생산해서 치료에 쓴답니다.

당뇨병은 만성질환 중 하나로, 혈액 순환 장애 등 합병증의 위험이 높아요. 프레더릭 밴팅은 캐나다 온타리오 주 런던에서 정형외과 의사로 일하면서 오랫동안 당뇨병 환자들의 힘든 투병에 관심을 갖고 있었지요. 병의 원인인 인슐린 결핍에 대해서는 이미 많이 알고 있었어요. 호르몬의 존재가 밝혀졌고, 췌장 (이자)에서 랑게르한스 섬이라는 세포 덩어리가 호르몬을 만든다는 것도 알았어요. 그런데 인슐린을 환자에게 주사할 수 있는 형태로 추출해 내는 것이 어려웠어요. 인슐린을 분리하고 정제해 내기 전에 췌장 효소들이 인슐린을 파괴해 버렸거든요.

1920년, 프레더릭 밴팅은 효소의 활성을 없애는 방법을 고민하다가 외과 수술로 췌관을 묶는 방법을 생각했어요. 제자이자 조수인 찰스 베스트와 함께 1921년 5월 개 10마리를 가지고 실험을 시작했어요.

질병과 죽음에
맞   선

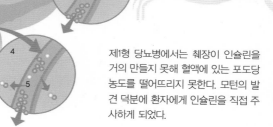

1. 위에서 음식물이 소화되어 포도당이 생긴다.

2. 포도당이 혈류로 들어간다.

3. 췌장이 인슐린을 거의 만들지 못한다.

4. 혈액에는 인슐린이 거의 없다.

5. 포도당 농도를 떨어뜨려 줄 인슐린이 충분하지 못하면 포도당이 쌓인다.

제1형 당뇨병에서는 췌장이 인슐린을 거의 만들지 못해 혈액에 있는 포도당 농도를 떨어뜨리지 못한다. 모턴의 발견 덕분에 환자에게 인슐린을 직접 주사하게 되었다.

8월이 되자 랑게르한스 섬에서 인슐린을 조금 얻을 수 있었지요. 분리한 인슐린을 혈당이 비정상적으로 높은 개에게 투여하자 개의 혈당이 정상 수준으로 돌아왔어요. 나중에는 화학자 제임스 콜립의 도움을 받아 인슐린을 정제했고, 사람을 대상으로 임상 실험을 할 수 있을 만큼 양을 충분히 확보했지요. 의학계에서는 이 연구의 중요성을 재빨리 알아차렸고, 밴팅과 베스트에게 노벨 생리·의학상을 수여했어요.

인슐린은 당뇨병 증상을 다스려 주지만 당뇨병을 고칠 수는 없어요. 최근 랑게르한스 섬 세포를 이식하는 시도가 일부 성공을 거두었어요. 다음 단계는 인슐린을 만드는 췌장 세포를 사람의 줄기 세포에서 유도해서 이식하는 것이지요. 이 방법으로 유전적인 당뇨병을 완전히 치료할 수 있는 길을 열 수도 있을 거예요.

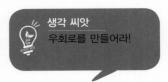
심장 수술의 대가들 알프레드 블래록과 헬렌 타우시그

> 1945년, 존스 홉킨스 대학의 알프레드 블래록과 헬렌 타우시그는 선천성 심장병을 고치기 위해 '블루 베이비'의 첫 심장 수술을 집도했어요. 선천성 심장병이 있는 아이들은 청색증으로 피부가 푸르스름한 경우가 많아서 '블루 베이비'라고 불렸지요. 이 수술의 성공으로 심장 수술 시대를 열었고, 치명적이던 여러 심장 질환을 치료하거나 완화할 수 있게 됐답니다.

1940년대 이전에 선천성 심장병을 가지고 태어난 아기는 보통 살아남지 못했어요. 심장이 제대로 작동하지 않으면 혈액이 산소를 공급받지 못하지요. 심장이 안 좋은 아이들은 청색증으로 피부가 푸르스름한 경우가 많아서(산소가 풍부한 혈액은 붉다) '블루 베이비'라고 불렸답니다.

심장외과 의사 알프레드 블래록은 혈액 손실과 외상으로 생기는 쇼크에 대해 연구하면서 의사의 길을 걷기 시작했어요. 외상 후 쇼크의 경우 수혈이 효과가 있다는 것을 보여 주었고, 이 방법으로 제2차 세계 대전 동안 수천 명의 목숨을 구했지요. 블래록은 개를 대상으로 새로운 외과 수술법을 개발하는 연구에 착수했는데, 이 수술법을 나중에 심장 수술에 사용했지요.

블래록은 오랫동안 활로4징증이라는 선천성 심장병에 관심을 가지고 있던 헬렌 타우시그와 팀을 이루었어요. 이름에서 알 수 있듯이

질병과 죽음에
맞   선

블루 베이비 증후군에는 네 가지 문제점이 있었어요. 폐에 피를 공급하는 동맥이 좁아져 있고, 심장의 아래쪽 방(심실) 사이 벽에 구멍이 있고, 오른쪽 심실이 커져 있으며, 몸으로 피를 보내는 주된 동맥인 대동맥도 잘못된 위치에 있지요.

블래록과 타우시그는 우회로를 만드는 새 수술법으로 환자의 피에 산소를 공급할 수 있을 거라고 확신했어요. 1945년에 두 사람이 수술한 첫 환자는 15개월 된 에일린 색슨이었어요. 수술은 성공했고 에일리 색슨은 이후 날마다 조금씩 혈색을 찾았어요. 1952년까지 이 팀은 천 건이 넘게 수술을 했고, 세계 곳곳에서 외과 의사들이 이 수술법을 배우기 위해 존스 홉킨스 병원으로 몰려왔지요. 두 의사 모두 심장학에 미친 공로로 미국뿐만 아니라 세계적으로도 존경을 받았어요.

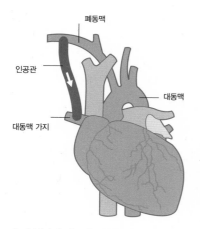

초기 방법과 다르게 변형된 블래록-타우시그 인공관이 대동맥의 피를 폐동맥으로 바로 넣어 줌으로써 블루 베이비 증후군의 문제점을 극복하고 피가 폐에서 산소를 공급받을 수 있게 한다.

Alfred Blalock
and Helen Taussig

출생
(블래록) 1899년, 미국 조지아 주 쿨로든
(타우시그) 1898년, 미국 매사추세츠 주 캠브리지
업적 '블루 베이비'의 생명을 구하는 수술을 개척함
사망
(블래록) 1964년, 미국 오하이오 주 볼티모어
(타우시그) 1986년, 미국 펜실베이니아 주 케네트 스퀘어

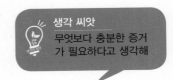
생각 씨앗
무엇보다 충분한 증거
가 필요하다고 생각해

임상실험 개척자 아키 코크레인

아키 코크레인은 의학 연구의 '황금 표준'으로 알려져 있는 임상실험을 의약품과 외과 수술을 비롯해 여러 의료 서비스에 대해 수행했어요. 또한 의학 연구 위원회에 역학 분과를 설립했고, 빈혈이나 천식, 녹내장 등 여러 질병의 원인과 변동 상태를 연구하여 국제적인 명성을 쌓았어요. 오늘날 가장 중요시되고 있는 증거 기반 의학의 토대를 마련하기도 했답니다.

코크레인은 케임브리지 대학에서 과학을 전공하고, 이후 스트레인지웨이즈 실험실에서 조직 배양을 연구했어요. 그런데 그는 연구에 환멸을 느낀 나머지 심리적으로 버티지 못하고 정신과 치료까지 받게 됩니다. 그러다 다시 런던 유니버시티 칼리지의 의학도가 되어 1938년에 의사 자격을 갖추었어요.

코크레인의 관심을 끈 것은 브래드퍼드 힐이 가르친 역학과 임상실험이었어요. 역학이란 지역이나 집단에서 일어나는 질환의 원인에 대해 연구하는 것이에요. 특히 코크레인은 엑스선을 활용한 결핵 연구에 주목했어요. 그래서 엑스선 필름을 여러 사람이 검사하거나 같은 사람이 여러 번에 걸쳐 검사하면서 자료 해석에 영향을 줄 수 있는 검사자간 오류와 검사자 내 오류라는 개념을 발전시켰답니다.

1948년, 코크레인은 카디프에 있는 의학 연구 위원회(MRC)의 진폐증 연구 분과에 들어갔어요. 그는 광부들이 석탄 가루에 노출된 정도와 장애 수준에 따라 광부들의 엑스선 자료를 분류하는 시스템을 개발했답니다. 또 론다 파크 주민들을 추적 조사하면서 연구를 계속했지요.

Archie Cochrane
출생 1909년, 스코틀랜드 갈라쉴즈
업적 무작위 통제 임상실험을 개척함
사망 1988년, 영국 홀트

코크레인은 역학의 발전도 이끌었답니다. 그는 조사에서 높은 회답률을 얻는 것과 추적 검사를 실시하는 것이 중요하다고 믿었지요. 그의 업적을 인정한 의학 연구 위원회는 코크레인에게 카디프에 새로운 역학 분과를 설립해 달라고 요청했어요. 1960년에 코크레인은 웨일스 국립 의과 대학 결핵과 폐질환 분과의 교수가 되었답니다.

코크레인은 1972년에 『효과성과 효율성: 의료 서비스에 대한 무작위 고찰』이라는 책을 출판했어요.

이 책은 오늘날의 이른바 증거 기반 의학의 기초가 되었어요. 증거 기반 의학이란 진단과 치료 결과를 거의 정확히 확신할 수 있을 정도로 충분한 과학적 근거가 존재해야 하고 더불어 환자의 의사 결정도 충분히 고려되어야 한다는 것이에요. 코크레인이 세상을 떠난 몇 년 후 코크레인 공동 연구 기관이 설립되었어요. 증거가 가장 확실한 치료법을 환자에게 제공할 수 있도록 이곳에서는 1만 명 가량의 의학 전문가들이 치료법에 대해 상세히 검토를 하지요. 검토 결과는 '코크레인 데이터베이스'로 발표된답니다.

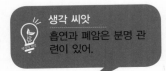

생각 씨앗
흡연과 폐암은 분명 관련이 있어.

의학
통계학자

오스틴 브래드퍼드 힐

> 통계학을 전염병학에 응용한 전문가 오스틴 브래드퍼드 힐은 동료 리처드 돌과 함께 1900년부터 1930년 사이에 태어난 영국 의사 3만 4000명을 조사하여 흡연과 폐암 사이에 관련이 있음을 밝혔지요. 이 연구는 공공 보건 정책에 막대한 영향을 주었고, 이때 시작된 금연 움직임이 이어져 최근에는 여러 나라가 공공장소에서 흡연을 금지하기까지 이르렀답니다.

런던 병원 생리학 교수인 레너드 어스킨 힐 경(영국왕립학회 회원이었음)의 셋째 아들로 태어난 힐은 어려서부터 의학도를 꿈꾸었어요. 제1차 세계 대전 때는 공군으로 복무했는데, 결핵에 걸려 상이군인으로 제대하게 되었지요. 병원에서 치료를 받고 건강을 회복하느라 시간을 많이 잃은 탓에 의학 공부에 어려움이 생기자 그는 대신 경제학 전공으로 졸업하고 1923년, 런던 북쪽에 있는 국립 의학 연구소의 통계학 그룹에 들어갔어요. 이후 런던 위생과 열대의학 학교로 옮겼고, 아버지의 친구이자 의학 통계학자인 메이어 그린우드의 연구팀에 합류해 1947년 의학 통계학과 교수가 되어 스승의 뒤를 이었지요.

1948년, 의학 연구 위원회(MRC)에서는 결핵 환자를 치료할 항생제 스트렙토마이신을 소량 확보했어요. 새로운 약은 충분하지 않아서 일반 환자들에게 나누어 줄 수가 없었지요. 힐은 상황을 해결할 유일

74

질병과 죽음에
맞   선

한 윤리적 방법은 임상실험을 실시하는 것이라고 주장했어요, 한 집단은 스트렙토마이신을 투여받았고 다른 집단은 일반적인 치료를 받았지요. 이것은 사람을 대상으로 처음 실시한 무작위 임상실험이었고 (농업 연구에서는 이 방법이 쓰이고 있었음) 이후에 계속 이어진 임상연구의 모델이 되었지요.

1928년, 힐과 리처드 돌(그 당시 MRC에서 일하는 젊은 의사였고 나중에 옥스퍼드 대학 통계학 교수가 되었음)은 런던에 있는 병원 20곳에서 환자를 대상으로 흡연과 폐암의 관계를 조사했어요. 이 사례 연구는 1950년에 발표되었고, 흡연이 폐암의 원인임을 입증했지요. 그러나 의학계에서는 이 결과를 의심했어요. 그러자 힐과 돌은 자신들의 결과를 입증하기 위해 3만 4000명의 의사들을 끌어들여 더 큰 규모로 조사를 시작했어요.

1950년과 1952년 사이에 힐은 왕립 통계학회 회장이었어요. 1945년에는 왕립학회의 회원이 되었고, 1961년에 퇴임하면서 작위를 받았어요. 그는 1937년에 『의학 통계의 원칙』이라는 매우 중요한 교과서를 출판했는데, 그가 살아 있는 동안 11판이 출판되었답니다.

돌은 의사들 연구를 시작한 지 50년 만에 1900년~1930년에 태어난 의사들이 흡연을 계속하는 경우, 흡연 관련 질병으로 수명이 평균 10년 줄어들 것이라는 결과를 보여 주었어요. 담배를 끊은 의사들은 금연을 시작한 나이에 따라 수명 단축 기간이 일부 또는 전부 회복된다는 것도 알려졌어요.

Austin Bradford Hill

출생 1897년, 영국 런던
업적 통계학을 의학에 응용했고, 리처드 돌과 함께 흡연의 위험을 증명했음
사망 1991년, 영국 원더미어

Stem Cells and Cloning
줄기 세포와 클로닝

{ 1968년 미네소타 대학에서 처음으로 줄기 세포 이식을 했어요. 태어난 지 녘 달 된 남자아이에게 골수를 주입했지요. 아이는 중증 복합 면역 결핍증(SCID)이라는 희귀한 유전병을 앓고 있어서 면역계에는 림프구가 없고 몸에 침입하는 병균이 있어도 항체를 만들 수 없기 때문에 감염에 완전히 취약할 수밖에 없었어요. }

골수에는 림프구로 바뀌어 이 병 때문에 생기는 부족한 부분을 채워 줄 수 있는 세포가 있어요. 첫 번째 수술이 성공했고, 중증 복합 면역 결핍증(SCID)이나 그와 비슷한 질병을 치료하기 위해 골수 이식 수술이 수천 번 뒤를 이었어요. 이제는 당뇨나 뇌졸중, 심장 발작, 파킨슨병과 같은 질병 치료에 줄기 세포를 활용할 수 있을 거라는 희망을 가지고 있어요.

줄기 세포는 다른 종류의 세포와 구별되는 중요한 특징 두 가지를 가지고 있어요. 줄기 세포 상태로 남아 있는 한 어쩌면 무한히 증식할 수 있고, 적합한 조건을 만나면 한 종류 이상의 새로운 세포로 저절로 변할 수 있지요(분화라는 과정). 따라서 줄기 세포에는 신체의 여러 부위(조직)를 고칠 수 있도록 세포를 무한히 만들어 낼 잠재력이 있는 것이지요.

몸에는 틀림없이 줄기 세포가 있다고 오랫동안 생각해 왔어요. 매 분마다 세포가 30억 개씩 죽는데 어떤 보관소가 있어서 세포가 충당된다고 보았던 것이지요. 1998년, 위스콘신 대학의 제임스 톰슨이 일주일 된 태아의 내부 세포 덩어리(100~150개 세포)에서 세포를 채취하여 안정적인 인

질병과 죽음에 맞   선

간 배아 줄기 세포(hESC) 세포주를 만들었다고 발표했어요. 영양분이 적절히 배합된 배양액에서 이들 세포를 키울 수 있으며, 인간 배아 줄기 세포 세포주는 일단 안정화되면 죽지 않는 특성이 있어서 세포 은행에서 냉동 상태로 보관할 수 있어요. 과학자들은 배아 줄기 세포와 다른 줄기 세포(체성 줄기 세포)를 구분하고, 배아 줄기 세포가 체성 줄기 세포보다 더 많은 종류의 세포로 분화할 수 있다고 말해요.

4~12주 된 배아(수정 후 8주 미만은 배아, 9주 이후는 태아)에는 줄기 세포가 풍부해요. 그러나 이런 배아의 줄기 세포를 얻는 데는 어려움이 따르지요. 게다가 유산된 태아를 의학적 목적으로 이용하는 데 윤리적 문제도 있어 실제로 활용되지는 않고 있어요.

돌리 복제 양을 만들 때 쓴 방법인 클로닝이 줄기 세포를 만드는 또 하나의 원천이 될 수 있어요. 체세포(예를 들면 피부 세포)를 핵이 제거된 난자에 주입하고 유전자 발현 프로그램을 재조정하면 배아를 형성할 수 있는데, 이 배아는 처음에 사용한 세포가 증식한 복제 생물이어서 그 세포를 제공한 사람의 줄기 세포를 공급하는 원천이 될 수 있어요. 이 방법을 쓰면 다른 사람의 줄기 세포를 이식받을 때 일어날 수 있는 거부 반응 같은 문제를 피할 수 있어요. 이러한 접근법은 치료 클로닝이라고 불린답니다. 하지만 인간의 복제 클로닝은 대부분의 나라에서 금지되어 있고, '치료 클로닝'은 아직 갈 길이 멀답니다. 연구에 쓸 사람의 난자가 부족하고 이런 목적에 동물의 난자를 사용하기에는 윤리적 우려가 있기 때문이에요.

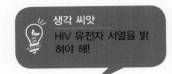

생각 씨앗
HIV 유전자 서열을 밝혀야 해!

에이즈 바이러스 발견자 **뤼크 몽타니에**

> 프랑스의 바이러스 학자인 뤼크 몽타니에에게 파리 비샤 병원 의사들이 에이즈 전염병을 연구해 달라고 요청했어요. 몽타니에는 1983년에 에이즈의 원인이라고 확신한 바이러스를 발견했고, 이 공로로 2008년 노벨 생리·의학상을 수상했어요. 에이즈는 더 이상 죽음의 병이 아니라 만성 질환 중 하나로 인식되고 있어요.

에이즈(후천성 면역 결핍증)가 의학계에 처음 알려진 것은 희귀한 피부암인 카포시 육종이 단 1년 사이에(1981년) 뉴욕의 남성 동성연애자들 사이에서 8건이나 확인되었을 때였어요. 그와 동시에 폐포 자충 폐렴(PCP)이라는 특이한 폐 감염 사례도 로스앤젤레스와 뉴욕에서 급증했어요. 둘 다 우리 몸을 감염으로부터 보호하는 면역 시스템이 심각하게 약해졌을 때 발생하는 병이었지요. 1982년 8월, 의사들은 이 병을 에이즈라고 부르기 시작했고, 1983년까지 에이즈가 미국, 캐나다, 유럽 15개국, 아이티, 자이레, 라틴 아메리카 7개국, 오스트레일리아, 그리고 일본에서 확인되었어요.

몽타니에는 푸아티에 대학교에서 과학을 공부하고 파리 대학에서 의사 자격을 갖추었어요. 1974년에는 국립 과학 연구 센터의 연구 책임자가 되었고, 1985년에 파스퇴르 연구소로 옮겨 갔지요.

1983년 5월, 비샤 병원에서 일하던 중에 몽타니에는 림프샘 장애 연관 바이러스(LAV)를 발견했다고 보고했고, 이 바이러스가 에이즈를 일으킨다고 확신했지요. 그의 연구팀은 바이러스 샘플을 미국의 질병 통제 센터에 보내 더 조사해 줄 것을 요청했어요. 1년 후 로버트 갈로는 HTLV–III라고 자신이 이름 붙인 바이러스를 새로 발견했다고 발표했어요. 갈로도 이 바이러스가 에이즈의 원인이라고 주장했지요. 갈로의 연구팀은 HTLV–III를 50명 이상의 에이즈 환자 CD4 세포에서 발견했고, 에이즈 보균자에게서도 발견했어요.

이때 갈로의 HTLV–III가 몽타니에가 미국으로 보낸 LAV 샘플에서 유래한 것인지에 대하여 논란이 있었지요. 갈로가 독립적으로 HIV(인간 면역 결핍증 바이러스)를 발견한 것인지, 아니면 몽타니에의 샘플에서 '다시 발견'한 것인지는 분명하지 않아요. 몽타니에와 갈로는 마침내 LAV와 HTLV–III가 같은 바이러스라는 데 동의했고, 두 사람 모두 에이즈 바이러스 발견의 공로를 인정받았어요. 나중에 연구자들이 HIV의 유전자 서열을 밝혔는데, 이는 HIV를 다른 바이러스와 비교하고 이 바이러스가 어떻게 세포에 감염되는지 더 알아내는 것이 가능함을 의미한답니다. 또한 감염을 막을 약을 개발하는 연구에 출발점을 제공해 주지요. 몽타니에는 더 나아가 세계 에이즈 연구 예방 재단을 설립했고, 프랑스 레지옹 도뇌르 훈장을 포함하여 여러 상을 받았답니다.

Luc Montagnier
출생 1932년, 프랑스 상 트르주
업적 미국 바이러스 학자 로버트 갈로와 함께 에이즈 바이러스를 발견하여 에이즈 치료의 길을 열었음.

4장

약리학

PHARMACOLOGISTS '

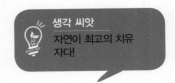

생각 씨앗
자연이 최고의 치유
자다!

연금술사이자 신비 요법사 파라셀수스

{ 지금까지 살아 있다면 파라셀수스는 신앙 요법과 함께 대안 의학을 추구하는 괴짜 의사로, 정통 의학계에서 기인 취급을 받았을 거예요. '르네상스 시대의 가장 독창적인 의학 이론가'이자 '당대 가장 위대한 의학 선구자'라고 불리기도 하지요. 파라셀수스는 자연이 최고의 치유자이고 의사의 일은 그 과정을 촉진하는 사람이라고 했어요. }

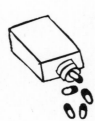

아인지델른에서 태어난 파라셀수스는 저명한 의사이자 신비 요법사였어요. 그는 의사였던 아버지로부터 의학 교육을 받았고 이탈리아 페라라에서 공부했지요. 그 뒤 1572년, 파라셀수스는 스위스 바젤 지방 의회에 소환되어 매독 전염병 대처를 돕게 되었어요. 그때부터 그는 바젤 시의 의사로 일했고 대학에서 강의도 했지요. 그러나 그의 행동이 당국의 분노를 샀어요. 그가 그 시대 정통 의학으로 인정받던 갈레노스와 아비센나의 책을 불태우고, 관복 대신 노동자 차림으로 거리를 돌아다녔기 때문이었어요. 동료들의 미움을 받았으며, '아인지델른의 철없는 바보'라는 소문도 파다했어요. 그러자 파라셀수스는 기다렸다는 듯 바젤을 떠나 세상 곳곳을 여행하고 진료하면서 남은 생애를 보냈어요. 그는 유럽과 러시아, 소아시아, 아프리카까지 위험한 여정을 계속했답니다.

파라셀수스는 책을 많이 썼어요. 의학 논문뿐만 아니라 1531년쯤 철학 논문을 쓰기 시작했는데, 이는 오랜 여행 경험에서 비롯된 것으로 추정된답니다. 때때로 마법을 행한다는 죄로 기소되었고, 몇몇 증거 자료까지 제시되었지요. 동료들은 그를 '의학계의 루터'라고 불렀어요. 그는 의학적 성취만큼이나 개성도 뚜렷했어요. 걸핏하면 싸우려 들었고, 학계의 의사들과 의학계 권위자들을 증오했답니다.

파라셀수스는 약초 요법을 쓰는 전문가였고, 치료약을 만들 때 광산이나 무기염, 연금술 방법을 써서 의학에 화학을 활용하는 길도 개척했어요. 그리하여 최초로 아편이 진통제로 쓰일 수 있음을 보였고, 로다눔(아편 팅크)을 의학계에 알리기도 했지요. 독물학에도 크게 기여해 독성 물질이 소량으로 쓰이면 병을 치료하는 데 도움을 줄 수 있음을 알렸어요. 이는 예방 접종 분야의 발전을 예고하는 것이었어요.

파라셀수스는 인간이 몸뿐만 아니라 영혼과 정신으로 이루어진 존재라고 믿었기 때문에 몸이 아픈 원인은 물리적인 요인만이 아니라고 보았어요. 물리적 세계를 넘어서는 곳에 존재의 영역이 있다고 확신했지요. 결국 파라셀수스는 자연이 최고의 치유자이고 의사의 일은 자연스러운 과정에 힘을 보태 그 과정을 촉진하는 것이라고 보았지요. 그는 또한 질병의 심리적 측면도 통찰하여 그의 책에 무의식적 환상을 병의 원인으로 언급했답니다. 실제로 그의 진료에는 심리 치료 측면도 반영되었기에, 그가 현대의 심리 분석을 예견했다고도 볼 수 있지요.

Paracelsus

출생 1494년, 스위스 아인지델른
업적 연금술사이자 의사. 그의 전체론적 의학은 오늘날 대안 의학에 반영되고 있음
사망 1541년, 오스트리아 잘츠부르크

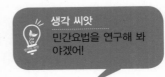
현대 약리학의 아버지 윌리엄 위더링

식물 폭스글로브에서 추출하여 만든 약을 연구하여 위더링은 약을 발견하고 개발하는 과학적 틀을 최초로 개발했어요. 오늘날 의약품의 절반가량이 식물에서 유래하는 것이며, 약의 복용량, 효능, 독성을 연구하는 원칙은 위더링이 사용한 원칙과 대체로 비슷하답니다. 위더링이 쓴 『영국 자연에서 자라는 채소의 식물학 체계』는 아주 유명해요.

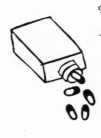

약제사의 아들로 태어난 위더링은 에든버러에서 의학을 공부했고, 1766년에 졸업했어요. 스탠퍼드에서 진료를 보다가 버밍엄으로 옮겨 가 개인 진료를 하면서 가난한 환자들을 위해 무료 진료도 했어요. 식물학에 관심이 컸던 위더링은 1776년에 『영국 자연에서 자라는 채소의 식물학 체계』라는 책을 썼어요.

위더링은 버밍엄의 월광 협회에서 활동했고, 그곳에서 위대한 화학자 조지프 프리스틀리와 과학계 여러 명사들을 만났어요. 화학에 관심을 가지고 황산염 표준 검사법을 개발했을 뿐만 아니라 여러 가지 물의 무기질 함량을 분석하는 실험도 했어요. 유럽 대륙에도 그 이름이 널리 알려졌어요. 프랑스 식물학자는 위더링의 이름을 따서 식물속 하나를 명명했고(위더링기아 솔라나시아), 독일 지질학자는 광물에 위더링의 이름을 붙여 '위더라이트'라고 불렀답니다. 1784년에

질병과 죽음에
맞   선

는 영국 과학자에게 부여되는 최고 명예인 왕립학회 회원이 되었지요.

위더링이 남긴 가장 중요한 업적은 의약품 분야에 있어요. 슈롭셔 지방의 여인이 수종증(발목이 부어오름)을 치료하기 위해 폭스글로브 차를 마셨다는 이야기를 듣자마자 위더링은 폭스글로브의 여러 가지 성분을 연구하기 시작했어요. 폭스글로브(디기탈리스)는 의학에 사용된 역사가 깊었지만 그 특성을 과학적으로 연구한 사람은 위더링이 처음이었어요. 그는 폭스글로브 잎을 말려서 쓰거나 우려낸 물을 써서 약의 양을 더 정확하게 측정했어요. 그의 책 『폭스글로브와 그 약효 일부에 대한 보고서』는 10년간의 연구 결과로 163가지 사례를 병력과 함께 담고 있어요.

디기탈리스는 한때 만병통치약처럼 여겨졌고 19세기 내내 널리 처방되었어요. 현대에 와서야 이 약이 카디악 글리코시드이며 심부전 치료에 조심해서 써야 하는 물질임이 밝혀졌지요. 현재는 독성이 더 낮은 약을 대신 쓰지만 오늘날에도 가끔 디기탈리스를 처방한답니다.

위더링은 기후가 건강에 어떻게 영향을 미치는지에도 관심이 있었어요. 위더링 자신도 폐가 약했기 때문에 따뜻하고 건조한 날씨가 건강에 도움이 될 거라고 기대하고 포르투갈로 자주 여행을 갔지요. 그는 리스본에서 왕립 학술원의 외국인 회원으로 뽑히기도 했어요. 그러다 결핵에 걸렸고, 그로 인해 58세에 죽음에 이르렀지요.

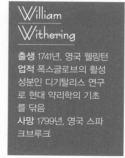

William
Withering

출생 1741년, 영국 웰링턴
업적 폭스글로브의 활성
성분인 디기탈리스 연구
로 현대 약리학의 기초
를 닦음
사망 1799년, 영국 스파
크브루크

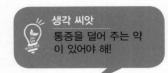
전신 마취의 대가 윌리엄 모턴

> 1846년 10월 16일, 젊은 인쇄공 길버트 애보트는 전신 마취를 하고 수술을 받은 최초의 인물이 되었어요. 마취 담당의는 윌리엄 모턴이었고, 매사추세츠 종합병원 외과 의사 존 워런이 애보트의 턱 아래 종양을 제거하는 수술을 25분 동안 진행했어요. 이때 모턴이 사용한 마취제는 에테르였어요. 이후 클로로포름이 에테르를 대신하게 되었어요.

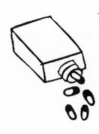

모턴은 볼티모어의 치과 대학에서 공부했고 1842년에 졸업했어요. 당시 많은 치과 의사와 외과 의사가 수술을 하는 동안 통증을 덜어 주기 위한 새로운 방법을 실험했어요. 아편과 알코올 같은 진정제나 진통제의 효과는 오랫동안 알고 있었지만, 마비 상태에 있는 환자를 수술하는 것이 쉽지 않았어요.

모턴은 전신 마취에 에테르 흡입을 이용할 수 있을지 실험하기 시작했어요. 전신 마취는 의식을 잃게 하는 반면, 국소 마취는 감각만 잃게 한답니다. 모턴은 치아를 뽑을 때 에테르를 쓰기 시작했고, 매사추세츠 종합병원 외과 의사인 존 워런을 찾아 가 그의 수술을 기다리고 있던 젊은 인쇄공 길버트 애보트를 수술할 때 에테르를 써 보라고 설득했지요. 모턴의 마취와 워런의 수술은 성공적이었어요.

모턴이 이룬 혁신적인 수술 소식은 미국 전역을 거쳐 유럽까지 퍼졌어요. 모턴은 에테르를 투여하는 데 쓴 유리 흡입기를 제조하기 시작했지만, 특허권을 신청할 생각이었기 때문에 그 세부 과정을 공개하지 않으려고 했어요. 누가 마취를 발명했는지를 놓고 모턴과 워런 사이에 다툼이 벌어지기도 했지요. 그러나 그 뒤 치과 병원이 망하자 모턴은 어쩔 수 없이 의사 경력을 포기하고 1850년에 농사일을 시작했어요. 그러는 동안에도 특허 싸움은 해결되지 못했어요.

1847년에 영국의 제임스 심슨이 클로로포름을 마취제로 도입했고, 클로로포름은 곧 에테르를 대신하게 되었어요. 클로로포름은 독성이 상당히 강함에도 불구하고 20세기가 될 때까지 널리 사용되었어요. 20세기가 되어서야 화학 산업이 발달하여 더 안전하고 잘 타지 않는 마취제를 만들 수 있었어요. 오늘날 마취는 정교한 기술이 필요한 의학 전문 분야이며 의식을 잃는 정도를 매우 조심스럽게 조절하고 있답니다.

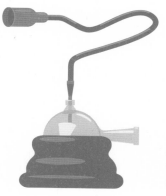

William Morton
출생 1819년, 미국 매사추세츠 주 찰턴
업적 치과 치료와 수술 전용 마취제로 에테르 사용법을 개발함
사망 1868년, 미국 뉴욕

휘발성 액체인 에테르를 투여하기 위해 윌리엄 모턴이 만든 흡입기. 처음에는 하버드의 화학 교수가 에테르를 국소 마취제로 쓰는 것을 보았다.

Homeopathy
동종 요법

뚜벅뚜벅
의학의 발자국

> 우리 몸의 자기 치유 능력을 굳게 믿는 동종 요법은 잘 확립되어 있는 대안 의학 체계이기는 하지만 의학계나 과학계의 지지를 받지는 못하고 있어요. 동종 요법의 원칙이 실험으로 증명되려면 물리학 법칙을 다시 써야 하거든요. 그럼에도 불구하고 의사와 약사 수천 명이 동종 요법 약을 전 세계에서 팔고 있어요.

 동종 요법을 창시한 독일 의사 사무엘 하네만 박사는 그가 판단하기에 분명한 효험도 없는데도 사혈(병의 치료를 위해 환자의 피를 주사기로 뽑아 냄)을 남용하는 것과 같은 의료 행위에 불만이 많았어요. 그래서 1790년, 의사 자격을 갖춘 지 11년 만에 진료를 그만두고 대신 동종 요법 개발에 일생을 헌신했어요.

 가장 단순하게 말하자면 동종 요법은 약학의 대안 형태로 질병을 치료하기 위해 '약'을 처방하는 것이에요. 정통 의학과는 대조적으로 대부분 자연에서 얻은 약을 쓰며 합성 화합물을 쓰는 경우는 아주 드물지요. 동종 요법에서는 우리 몸의 자기 치유 능력을 굳게 믿고 있어요. 자연적 균형감을 가지고 있는 우리 몸에서 에너지를 조절하는 중심이 흐트러지면 질병이 생긴다고 보는 것이지요. 동종 요법은 '생명 기능의 항상성' 유지를 목표로 두고 '내면의 의사'에 대해 이야기해요. 항상성이란 온도나 체액 구성 등 여러 면에서 안정적인 인체 내부 환경을 유지하는 것을 말해요. 의사는 이 과정을 돕는 사람이지요.

88

질병과 죽음에 맞선

동종 요법의 접근법은 이름 붙여진 질병을 분리해서 보고 이를 고치기보다는 아픈 사람을 유일무이한 존재로 있는 그대로 대해요. 가장 유명한 동종 요법 원칙은 '유사성의 원칙'이에요. 다시 말해 치료하고자 하는 병과 유사한 병을 일으키는 것을 약으로 선택하는 것이에요. 하네만은 '병을 일으키는 어떤 것도 의학적 이점이 있다'고 말했어요. 이것이 오늘날 특별히 논란을 불러일으키지 않지만 하네만이 살던 시대에는 혁명적인 발상이었어요.

더 많이 희석할수록 심지어 원래의 물질이 한 분자도 포함되지 않을 정도까지 희석하면 치료약의 효과는 더 커진다는 주장 때문에 오늘날에도 동종 요법은 여전히 논란의 대상이기는 해요. 과학자들은 이런 치료법이 어떤 효과도 가져올 수 없다고 비판하지요. 동종 요법 의사들은 희석되는 액체 속에 그 물질의 기억이 남는다고 말해요. 이런 식의 생각은 전적으로 현대 과학의 법칙을 위반하는 것이지요. 게다가 동종 요법 문헌에서는 종종 영혼과 정신을 언급하고 '비물질적 생명력'에 대해 이야기하므로, 동종 요법이 생명에 대해 사이비 종교 같은 견해를 가지고 있다고도 말할 수 있어요. 이 점 때문에 동종 요법은 대체로 물질주의 관점을 고수하는 현대 과학이나 의학과는 조화를 이루지 못해요. 동종 요법에서는 현대 의학이 지나치게 제한적이고, 생명의 바탕을 이루는 물리화학적 시스템의 분석 외에는 생명 연구에 관심이 없다고 대답한답니다.

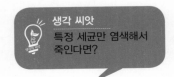

생각 씨앗
특정 세균만 염색해서
죽인다면?

선구적 화학자 파울 에를리히

화학을 의학에 적용한 초기 개척자 파울 에를리히는 '블록버스터' 의약품 개발에 엄청난 영향력을 미쳤어요. 표적 질병의 수용기에 붙어 수용기를 파괴한다는 '마법의 총알'(합성 화합물) 개념은 혁신적이었고, 오늘날 제약 산업의 중심 개념으로 남아 있답니다. 그는 매독 치료제 살바르산 606을 개발했어요.

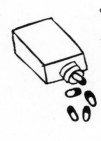

에를리히는 1878년에 의학 박사 학위를 받았고, 조직 표본을 염색하는 염료를 연구하기 시작했어요. 염료를 쓰면 현미경을 이용하는 연구를 더 섬세하게 진행할 수 있음을 발견하고는 염료를 염기성, 산성, 중성으로 분류했지요. 혈액 세포 안의 구조를 염색한 그의 연구는 오늘날 조직학의 바탕을 이루었어요.

1875년, 면역 시스템에서 중요한 역할을 하는 마스터 세포를 최초로 기술했어요.

에를리히가 1882년에 발표한 결핵균 염색법은 변형된 형태로 오늘날에도 사용된답니다. 이 방법은 또 세균을 분류하는 데 활용하는 그람 염색법의 기초가 되었어요.

1890년부터 에를리히는 로베르트 코흐와 함께 감염 질환 연구소에서 혈청과 항체, 세균이 만드는 독소를 연구했어요. 그는 디프테리아

에 맞서 싸울 수 있는 항독소를 개발했고, 1908
년에 러시아 세균학자 일리야 메치니코프와 함
께 면역학 이해와 과학 발전에 기여한 공로로
노벨 생리·의학상을 받았어요.

에를리히는 1899년 프랑크푸르트에 새로 문
을 연 왕립 실험 치료법 연구소의 소장이 되었
어요. 그는 염색약을 넣어 특정한 곳만 색깔이
변한다는 가정하에 "특정한 부위만 염색할 수 있다면 사람에게는 해
를 끼치지 않고 세균만을 염색해 죽이는 것이 가능하지 않을까?" 하
는 생각을 하게 되었어요. 그래서 암 세포나 염증 분자, 바이러스, 세
균 등 어떤 질병의 표적 수용기에 붙어 그것을 파괴하거나 적어도 중
화시킬 합성 화합물에 대해 연구하기 시작했어요. 에를리히는 이를 '
마법의 총알'이라고 부르며 수백 가지 합성 화합물을 개발해 실험했지
만 계속 실패했지요. 마침내 매독균만 죽이는 약물인 '살바르산 606
호'를 찾아냈답니다.

에를리히가 개발한 약에는 번호가 붙는데, 그 약을 개발하기 위해
605번이나 실패한 끝에 606번째 성공했다는 의미였어요. 효과가 100
퍼센트도 아니고 주사로 투여해야 하는, 비록 좋은 약은 아니었지만
'살바르산 606'은 최초의 매독 치료제였답니다.

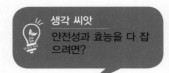

아스피린 개발자 펠릭스 호프만

독일 약리학자 펠릭스 호프만은 최초로 알려진 비스테로이드성 항염증약
(NSAID)인 아스피린을 만들어 낸 사람이에요. 이제 이 부류의 약으로 이부
프로펜과 메페남산도 있지요. 1899년, 유리병에 담긴 하얀 가루로 출시된 이
약은 통증을 덜어 주고 열을 낮추는 효능으로 환영을 받았답니다. 아스피린
은 오늘날에도 여전히 중요한 약품이에요.

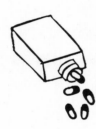

약국 보조로 시작한 호프만은 독일 뮌헨 대학에서 화
학과 약학을 공부해서 1893년에 박사 학위를 받았어
요. 다음 해에는 노벨 화학상을 받은 아돌프 폰 바이
어 교수의 추천으로 엘베스펠드에 있는 바이엘 사
의 새 약학 연구 부서에 들어갔지요.

약의 후보 분자를 화학적으로 변형하여 안전성
과 효능을 높이는 의학 화학이 당시에는 초기 단계였
어요. 한 가지 방법이 아세틸화라는 화학 반응을 이용하는 것이었는
데, 해열제이며 바이엘 사의 첫 상품이던 페나세틴을 개발할 때 사용
한 방법이었지요. 버드나무 껍질에 있는 성분인 살리실산은 히포크라
테스 시대 이후 민간 요법에서 통증과 열을 다스리는 데 써 왔어요. 19
세기까지 류머티즘성 열이나 통풍, 관절염을 다스리는 데 널리 쓰였지
만 쓴맛이 강했고 심한 위장 장애를 일으킬 수 있었어요.

호프만의 아버지가 류머티즘으로 살리실산을 복용했는데 부작용으로 고생하는 것을 보면서 호프만은 아세틸화 반응을 써서 개선해 보기로 결심했어요. 1897년에 합성된 결과물은 아스피린으로 더 잘 알려졌지요. 실험실의 책임자 하인리히 드레서는 독성을 알아보려고 이를 직접 먹어 보았고, 새 화합물의 안정성 검사를 위해 동물 실험을 진행했어요. 임상 실험은 아스피린이 진통, 항염증, 해열 효과가 있음을 보여 주었지요. 바이엘 사는 아스피린의 의학적 효용을 선전하기 시작했고, 미국에서 1900~1917년까지 아스피린 제조를 독점할 수 있는 특허권을 얻었답니다. 한편, 드레서는 아편 양귀비의 성분인 모르핀과 코데인의 진통 효과에도 관심이 많았어요. 그는 아세틸화 반응으로 모르핀을 변형하면 코데인이 만들어질 것이라고 생각하고 그 실험을 호프만에게 부탁했어요. 그 결과 코데인 대신 헤로인이 만들어졌어요. 분만통을 덜어 주고 전쟁터에서 부상병에게 쓰고 기침약으로도 쓰는 강력한 진통제이지요. 그러나 헤로인은 중독성이 매우 강해 대부분의 나라에서 금지되었어요.

오늘날에도 아스피린은 여전히 중요한 약품이에요. 최초의 비스테로이드성 항염증약일 뿐만 아니라 혈액을 묽게 만들어 심장 마비와 뇌졸중을 막아 준다고 알려졌지요. 그러나 위를 자극하는 경향이 있으므로 최근에는 부작용을 줄일 수 있는 약이 개발되었어요. 아스피린이나 다른 비스테로이드성 항염증약이 염증을 줄임으로써 치매와 일부 암을 방지할 수 있다는 다른 연구 결과도 있어요.

Felix Hoffmann
출생 1868년, 독일 루트비히스부르크
업적 아스피린과 헤로인을 합성함; 현대 제약 산업의 기초를 마련함
사망 1946년, 스위스

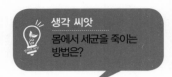

생각 씨앗

몸에서 세균을 죽이는
방법은?

페니실린
발견자

알렉산더 플레밍

1928년, 휴가에서 돌아온 알렉산더 플레밍은 페니실륨 노타툼이라는 미생물을 우연히 발견했어요. 그는 이 물질이 폐렴쌍구균, 수막염구균, 디프테리아균 등 해로운 세균들을 죽일 수 있다는 사실을 확인했지요. 세계 최초로 항생제를 발견한 것이었어요. 항생제 시대가 시작되었고, 결핵 치료에 유용한 스트렙토마이신 같은 다른 항생제도 곧 발견되었답니다.

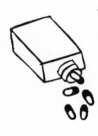
플레밍은 1901년 세인트메리 병원의 의학교에 다니기 시작했고, 몸에서 어떻게 세균을 죽일 수 있는지에 관심을 가졌지요. 20세기 상반기 동안에는 세균 감염성 질병이 유행하고 있었어요. 성홍열, 디프테리아, 매독, 임질같이 오늘날에는 드문 질병들이 그때는 무척 무서운 병이었어요. 분만을 하다가 감염으로 죽는 일도 흔히 일어났어요. 세균이 그러한 감염을 일으키는 것이 확실했지만 효과적인 치료법이 없었어요.

1928년, 런던 세인트메리 병원의 세균학 교수이던 플레밍은 눈물과 점액에 있고 세균을 죽일 수도 있는 천연 효소인 라이소자임을 연구하고 있었어요. 1928년 9월 3일, 휴가에서 돌아와 포도상구균(인후염, 부스럼, 종기를 유발하는 세균)을 키우던 배양 접시를 정리하기 시작했어요. 접시 전체에서 세균 콜로니가 점점이 자라고 있었지만, 푸른

94

질병과 죽음에
맞   선

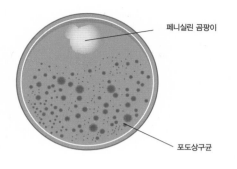

페니실린 곰팡이

포도상구균

세상을 바꾼 페니실린 발견은 순전히 플레밍의 부주의 덕분에 발견됐다. 실험 중이던 포도상구균을 깜박 잊고 휴가를 갔다가 돌아왔을 때 배양 접시는 곰팡이로 오염되어 있었는데 그중 하나가 우연하게도 페니실린을 만드는 곰팡이였다.

곰팡이가 있는 부위는 예외였어요. 나중에 페니실룸 노타툼이라는 특이한 균주로 밝혀진 이 곰팡이 주변은 마치 곰팡이가 세균의 성장을 막는 물질을 분비한 것처럼 깨끗했어요. 플레밍은 바로 이 '곰팡이'가 해로운 세균을 광범위하게 죽인다는 사실을 발견했지요. 그의 연구팀은 페니실린을 순수하게 분리하려고 애썼으나 이 물질은 매우 불안정했어요. 그는 이 연구 결과를 1926년에 영국 실험 병리학회지에 발표했어요. 페니실린을 약으로 탄생시킨 사람은 하워드 플로리, 언스트 체인과 동료들이었어요. 그로 인해 제2차 세계 대전 동안 영국 군대에 공급할 페니실린을 충분히 만들 계획이 곧 세워졌지요. 한편 일리노이 주 피오리아의 한 연구진은 페니실린을 훨씬 더 많이 생산하는 균주, 페니실룸 크리소게눔을 지역 시장에서 구한 곰팡이 핀 멜론에서 발견했어요. 1945년, 플레밍과 플로리와 체인은 노벨 생리·의학상을 받았어요. 이제 항생제 시대가 시작되었고 결핵 치료에 유용한 스트렙토마이신 같은 다른 항생제도 곧 발견되었답니다.

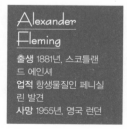

Alexander
Fleming

출생 1881년, 스코틀랜드 에인셔
업적 항생물질인 페니실린 발견
사망 1955년, 영국 런던

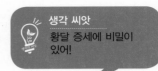

생각 씨앗
황달 증세에 비밀이
있어!

스테로이드 개발자   필립 쇼월터 헨치

{ 필립 쇼월터 헨치는 관절염을 앓는 환자들이 황달에 걸렸을 때 관절염 증상
이 나아지는 것을 발견하고 황달과 관절염 사이에 연관이 있음을 알아챘어
요. 그리하여 코르티손이라는 세계 최초의 스테로이드 약을 발견하게 되었
지요. 코르티손은 여러 염증성 질병의 표준 치료제가 되었답니다. 헨치는 스
테로이드 연구로 노벨 생리·의학상을 받았어요. }

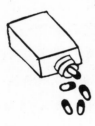

필립 헨치는 미국 군대에서 의무병으로 복무했고,
1920년에 피츠버그 대학에서 의학 수련을 마친 뒤 메
이오 의료원의 특별 연구원이 되어 류머티즘성 질병
을 연구하기 시작했어요.

1929년에 헨치는 우연히 관절염을 앓던 동료의
병세가 황달에 걸린 뒤 나아지는 것을 목격했어요.

1938년까지 헨치는 황달에 걸리면 호전되는 관절염 환
자를 40건 정도 확인했답니다. 헨치는 '자연의 기적을 재현할 수 있다
면 얼마나 좋을까?'라고 생각했지요. 그는 황달로 알레르기 증상이 비
슷하게 호전되는 것도 보았어요.

헨치는 황달과 관련 있는 어떤 물질(그는 '물질 X'라고 불렀음)이 관
절염이나 알레르기로 인해 생긴 이상을 고쳐 준다고 짐작하고는 담즙
산염과 황달 혈액으로 실험을 한 뒤, 관심을 부신으로 돌렸어요. 관절

질병과 죽음에
맞   선

염과 애디슨 병(부신 기능 장애) 사이에서도 비슷한 점을 목격했기 때문이지요. 얼마 후 메이오 의료원의 생리 화학 교수인 에드워드 켄들과 협력 연구를 시작했어요.

1940년까지 타데우시 라이히슈타인의 연구팀과 함께 헨치는 부신에서 28가지 화합물을 분리했고, 그중 네가지는 동물 실험에서 생리적 효과가 있었어요. 이 일은 다음 단계에 쓸 화합물을 단 1그램 분리하기 위해 동물 부신 1400킬로그램을 써야 하는 힘든 일이었어요. 그래서 부신이 제거된 동물로 화합물을 검사했고, 1941년에 그중 하나가 환상의 '물질 X'일 거라는 확신을 얻었어요. 헨치와 켄들은 이를 류머티즘성 관절염으로 움직이지 못하는 29세 여자 환자에게 투여했어요. 그녀는 1948년 9월 21일에 첫 주사를 맞았고, 그 후 4일 동안 매일 주사를 맞은 뒤 병원을 걸어서 나갈 수 있었어요. 임상 실험을 한 다른 환자 15명도 좋은 결과를 보였답니다.

이제 코르티손이라 명명된 물질 X를 언론과 대중들은 '기적'으로 받아들였어요. 헨치와 켄들은 라이히슈타인과 함께 스테로이드 연구 업적으로 노벨 생리·의학상을 받았지요. 그러나 코르티손을 대량으로 얻는 데 어려움이 있었고, 치료를 기대하던 많은 환자들의 희망이 꺾였지요. 헨치가 은퇴하던 1957년에야 이 약을 생산하는 방법이 마침내 개발되었고, 코르티손은 여러 염증성 질병의 표준 치료제가 되었답니다.

Philip Showalter Hench

출생 1896년, 미국 펜실베이니아 주 피츠버그
업적 스테로이드 약을 발견하여 류머티즘성 질병 치료의 길을 개척함
사망 1965년, 자메이카 오초 리오

뚜벅뚜벅 의학의 발자국

Animal Experimentation
동물 실험

{ 동물 실험이나 생체 해부는 의학에서 역사가 오래되었고 여러 가지 발견과 진보에 많은 기여를 했답니다. 그렇지만 종종 잔인하고 비윤리적이라는 비난을 받았고 오늘날까지 논란이 계속되고 있어요. 최근 들어 형질 전환 동물을 사용하는 실험이 늘고 있어서 동물 권리 옹호 운동가들의 걱정거리가 되고 있어요. }

동물 실험에 대한 주요한 논쟁은 동물들이 동의를 하지 못하고 고통을 느껴야 한다는 점과 동물 실험에서 얻는 자료가 사람에게 적합하지 않을 수 있다는 점이에요. 하지만 이 방법이 없다면 검증되지 않은 약이나 처치로 사람이 해를 입을 수 있고, 어떤 방법으로든 과학은 인간의 건강을 지켜야 할 의무가 있음을 주장할 수도 있어요.

동물 실험은 아리스토텔레스 같은 고대 그리스인의 저작에서도 언급되었지만 돼지와 염소 해부로 '생체 해부의 아버지'라는 칭호를 얻은 사람은 갈레노스였어요. 19세기 생리학자 클로드 베르나르와 동시대의 독일 사람 칼 루드비히도 동물을 사용한 연구로 비슷한 명성을 얻었지요. 생체 해부 반대 움직임은 영국에서 강하게 일어났고, 빅터 호슬리라는 연구자는 뇌, 갑상선, 광견병 연구에 동물을 사용하는 것 때문에 특히 비판의 중심에 놓였어요. 논란은 결국 역사상 최초로 동물 실험을 규제하는 입법으로 이어졌고, 1879년에는 동물 학대 방지법으로 허가증을 갖춘 사람이 내무부 승인을 받은 곳에서만 동물 실험을 할 수 있게 되었어요.

질병과 죽음에 맞 선

1960년대에 여성이 임신 중에 독감이나 불면증 증상으로 탈리도마이드를 복용한 경우, 사지가 짧거나 없는 선천성 기형아가 1만 명 가까이나 태어난 적이 있었어요. 따라서 사전에 안전성을 철저히 검사하지 않은 약을 허가하는 일이 다시는 일어나지 않아야 했지요. 이는 동물 실험이 더 필요함을 의미했어요. 실험자는 1986년에 도입된 동물 조례에 따라 사람의 건강을 증진하는 이득이 실험에 사용되는 동물이 겪는 고통을 능가한다는 것을 증명해야 해요. 1985년에 도입된 미국의 실험 동물의 인도적 보호와 사용에 관한 공공 의료 서비스 방침에서는 공적 자금의 지원을 받는 연구를 규제했어요. 이제는 미국 내 사설 회사와 큰 대학교가 동물 실험을 하려면 인가를 받아야 한답니다. '3R'로 알려진 원칙, 즉 렉스 비치와 윌리엄 러셀이 1959년에 출판한 책 『인간적인 실험 기술』의 원칙에서 정한 규범이 점점 더 강조되고 있어요. 여기서 말하는 3R은 '축소(reduction)' '개선(refinement)', '대체(replacement)'를 의미해요. 축소는 약품 안전성에 대한 실험이 다른 나라에서 반복되지 않도록 실험의 횟수를 줄이는 것이에요. 개선은 더 적은 수의 동물 실험에서 더 많은 정보를 얻는 것을 말하고요. 그리고 대체가 가능한 것은 세포, 조직, 심지어는 기관 절편을 쓰는 것부터 컴퓨터 모델을 쓰거나 사람들의 자원을 받아 검사하는 것까지 여러 가지가 있어요.

최근 들어 형질 전환 동물을 사용하는 실험이 늘고 있어서 동물 권리 옹호 운동가들의 걱정거리가 되고 있어요. 이 동물은 개발 중인 약의 대상 질병을 가진 사람에게 더욱 적절한 자료를 얻을 수 있게 사람의 유전자를 가지도록 유전적으로 변형된 동물이에요.

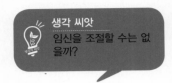
피임약 개발자 칼 제라시

1951년, 칼 제라시는 여성 호르몬 프로게스테론을 처음으로 합성하여 노르에신드론이라고 불리는 스테로이드 약을 만들었어요. 이 약은 피임약에서 가장 널리 사용되는 활성 성분으로 오늘날 전 세계 여성 1억 명이 이 약을 사용하고 있으며, 수백 만 명의 여성들을 원하지 않는 임신에서 해방시켜 주었지요.

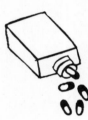

오스트리아의 한 유대인 집안에서 태어난 제라시는 1939년에 어머니와 함께 뉴욕에 정착했어요. 오하이오 주 케니언 대학에서 화학을 공부했고, 뒤에 멕시코시티에 있는 신텍스의 화학 연구소 부소장이 되어 피임약 연구에 매진했지요.

프로게스테론이 토끼의 배란을 막을 수 있음을 보여 주는 연구 결과는 이미 있었어요. 그런데 천연 프로게스테론은 먹었을 때 소화 기관에서 파괴되므로 제라시의 연구팀은 합성 형태인 노르에신드론을 개발하고자 나섰어요. 노르에신드론과 프로게스테론 둘 다 스테로이드라는 복잡한 분자 부류에 속하는데, 제라시는 스테로이드 합성에 뛰어난 전문가였어요.

1950년, 가족 보건 재단이 매사추세츠 주 우스터 실험 생물 재단의 그레고리 핀커스에게 새로운 종류의 피임약을 개발해 달라고 부탁했어요. 당시 사람들은 주로 패서리와 콘돔 같은 차단 장치를 썼지만 이 방법은 완벽하게 효과적이지 않았어요. 새 피임법은 해가 없고 믿을 수 있고 간편하고 실용적이며, 부부가 모두 받아들일 수 있는 방법이어야 했어요.

제라시는 노르에신드론을 핀커스에게 보냈고, 핀커스는 이 화합물과 함께 연관된 화합물, 노르에신드렐을 동물 실험에 사용했어요. 1960년, 미국 식품의약청은 제라시의 노르에신드론을 승인했어요. 판매된 최초의 피임약은 실제로 에노비드였고, 메스트라놀과 노르에신드렐을 함유하고 있었지만, 1964년까지 노르에신드론도 널리 사용되었어요. 피임약은 여러 해 동안 부작용에 대한 문제로 공포를 불러 일으켰지만, 수백 만 명의 여성들을 원하지 않는 임신에서 해방시켜 주었지요. 초기에는 기혼 여성에게만 처방했지만, 나중에는 독신 여성들도 사용할 수 있게 되었고, 이는 1960년대 여성 운동의 주요 요인이 되었지요.

이 약의 호르몬은 배란을 막는 기능을 해요. 또한 자궁경부의 점막을 두껍게 만들어서 정자가 난자에 접근하는 것을 막고, 자궁벽을 수정된 난자가 착상하기 어렵게 만든답니다. 이렇게 세 가지 방식으로 작용하므로 이 약을 바르게 사용하면 99퍼센트 피임 효과를 볼 수 있지요.

제라시는 경구 피임약을 최초로 합성한 공로로 1973년에 국민 과학 훈장을 받았어요. 그는 천연 물질의 화학 연구로 논문을 약 1,200편이나 발표했답니다.

Carl Djerassi
출생 1923년, 오스트리아 빈
업적 경구 피임약 개발에서 주된 역할을 하고, 초기 약품 중 하나를 합성했음

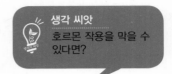

생각 씨앗
호르몬 작용을 막을 수 있다면?

베타 차단제 개발자

제임스 블랙

제임스 블랙은 생화학과 생리학의 이해를 바탕으로 약을 변형한 최초의 의사였어요. 블랙은 호르몬의 작용을 막음으로써 인체의 기능을 변형하는 약을 만들었는데, 그 결과 합성된 베타 차단제는 이제 가장 많이 처방되는 약에 속한답니다. 블랙은 2000년에 과학자에게 수여하는 상인 메리트 훈장을 받았어요.

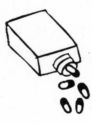

블랙은 의학 전공으로 세인트앤드루 대학을 졸업하고 그곳에서 학생들을 가르쳤어요.

블랙이 관심을 가진 약은 길항제라고 불렸는데, 이 약은 호르몬 작용을 막아 생리 기능을 바꾸었지요. 그는 보통 아드레날린과 노르아드레날린 호르몬에 붙어서 심장 박동을 더 빠르게 하는 심장 조직의 베타 수용기를 먼저 연구 대상으로 삼았어요. 블랙의 베타 수용기 길항제(베타 차단제)는 심장 박동을 느리게 하여 심장 부하를 덜어 주는 것으로 밝혀졌어요. 블랙은 그 약(프로파놀론)을 1964년에 합성했고, 임상 실험에서 심장 부전이나 협심증 환자의 생존율과 심장 마비 후 생존율을 높인다는 것이 알려졌어요. 블랙은 똑같은 길항제 원칙을 위 내막의 히스타민(H-2) 수용기 그룹에도 적용해 봤어요. 히스타민은 이 수용기에 붙어 위산 분비를 촉진하는 작은 분자랍니다. 위산이 음식의 소화를 돕기도 하지만, 위산이 지나치게 많이 분비되면 궤양을 유발할 수 있고 위암의 원인이 될 수도 있지요.

블랙은 1972년에 시메티딘이라는 효과적인 H-2 수용기 길항제를 합성했어요. 이전에는 수술이 유일한 치료법이던 소화성 궤양이나 십이지장 궤양을 앓는 사람들에게 이는 희소식이었지요. 이제 궤양 수술은 매우 드문 일이 되었고, 프로파놀론과 마찬가지로 시메티딘과 관련 약들이 지금까지 발명된 약 중에서 가장 잘 팔리는 약에 속한답니다.

블랙은 1988년에 의학 화학 분야에서 이룬 업적으로 노벨 생리·의학상을 받았어요. 그의 길항제 원칙은 약을 발견하고 개발하는 과정에서 여전히 핵심 역할을 하고 있답니다. 다양한 조직에서 여러 가지 수용기를 발견하고(에를리히 연구의 초점이던 질병 수용기와는 반대되는 개념) 하위 유형을 분류한 연구는 한 종류의 하위 유형에는 결합하여 신호를 차단하지만 다른 하위 유형에는 작용하지 않는 분자를 설계하고 합성하는 데 도움을 주었어요. 그 결과로 작용 특이성이 높고 부작용이 적은 약을 개발할 수 있었답니다.

블랙은 1981년에 작위를 받았고, 2000년에 메리트 훈장을 받았어요. 1984년에는 학교로 돌아가 런던 킹스 칼리지의 약리학 교수가 되었고, 던디 대학교의 총장이 되었답니다. 2006년에는 제임스 블랙 센터가 그곳 생명과학 대학 안에 세워졌어요.

James Black

출생 1924년, 스코틀랜드 파이프
업적 약 개발에서 합리적 접근법을 개척하고 블록버스트 약을 두 가지 발명함
사망 2010년

의사

PRACTITIONERS '

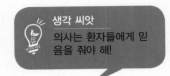
외과 의사들의 수장 아불카시스

역사상 초기 외과 수술의 대가 중 한 사람인 아불카시스는 수 세기 동안 막대한 영향력을 미쳤어요. 그의 업적 중에는 방대한 의학 백과사전도 있지요. 삽화가 있는 30권의 백과사전에는 외과 수술 부문도 포함되어 있어요. 이 주제에 대한 첫 아랍어 책이기도 해요. 라틴어로 번역되어 17세기까지 아비센나의 책과 함께 유럽 의학 교육에서 교과서로 쓰였어요.

아불카시스는 스페인이 이슬람 제국에 속해 있던 시대에 코르도바 근처에서 태어났어요. 아불카시스는 환자를 치료하고 제자를 가르치면서 생애 대부분을 코르도바 지역에서 보냈다고 해요. 그가 살았던 것으로 추정되는 거리에는 그의 이름이 적힌 명판이 걸려 있지요.

아불카시스의 의학 백과사전은 반세기에 걸친 진료 활동과 연구의 결실이었어요. 『앗-타스리프』로 알려진 백과사전에는 약리학, 식사 요법, 외과술, 정형외과 부문이 있는데, 내용은 모두 그의 개인 진료에 바탕을 두고 있답니다. 그는 의사는 환자의 신뢰를 얻고자 애써야 한다고 생각했어요. 또 정확한 진단과 적절한 치료를 위해서 환자를 주의 깊게 관찰해야 한다고 믿었지요.

질병과 죽음에 맞 선

약리학 장에서는 약의 적절한 투여량에 대해 기술하면서 알약 만드는 법, 여과, 증류, 승화 등 약 조제 기술에 대해서도 논했고, 963년에 최초로 자궁 외 임신을 설명했답니다. 12세기에 『앗-타스리프』는 크레모나의 제라드에 의해 라틴어로 번역되어 17세기까지 아비센나의 책과 함께 유럽 의학 교육에서 교과서로 쓰였어요.

아불카시스는 외과 수술에 대한 저술로도 유명해요. 그는 책에서 여러 가지 수술 기구를 설명하는데, 카테터, 혀 누르는 기구, 외과용 메스 등 200점가량의 수술 기구에 대한 설명이 그림과 함께 들어 있지요. 백내장 수술과 유방 절제 수술도 언급해요. 장기 봉합에는 동물 창자로 만든 실을 썼다고 해요.

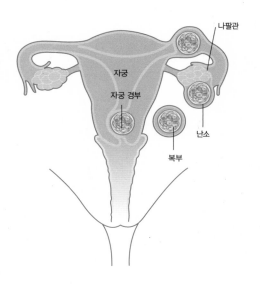

아불카시스는 최초로 자궁 외 임신을 설명했다. 가장 흔하게는 나팔관에, 그밖에는 자궁 경부, 난소, 또는 복부에서 난자가 수정된다.

Abulcasis
출생 936년경, 스페인 엘-자라위
업적 중세 이슬람의 선구적인 외과 의사
사망 1013년경, 스페인 코르도바

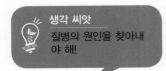
영국의 히포크라테스

토머스 시드넘

> 토머스 시드넘은 관찰의 힘을 강조했고, 의사가 환자의 침상 옆에서 지켜보
> 면서 얻는 경험이 해부학과 생리학에 대한 이론만큼이나 중요하다고 믿었지
> 요. 질병에 대한 그의 견해는 놀랍도록 현대적이어서 오늘날 의사들의 의견
> 과도 대체로 일치한답니다. 시드넘은 또 질병의 원인과 변동 상태를 연구하
> 는 분야인 역학을 공부한 최초의 의사 중 한 명이랍니다.

토머스 시드넘은 의학 공부를 중단하고 영국 시민 전쟁(1642–1651)에 참전하여 의회파 편에서 싸웠어요. 그러다가 1648년에 의학 전공으로 옥스퍼드 대학을 졸업했고, 1653년에 왕립 의과 대학에서 의사 자격증을 얻었어요. 시드넘은 질병의 증상과 과정을 매우 정확하게 기술했어요. 그는 성홍열을 진단한 최초의 의사였고, 통풍, 말라리아, 히스테리와 같은 질병에 대해 상세한 기록을 남겼어요. 무엇보다 의사가 구체적인 질병과 그 원인을 찾아내야 한다고 주장했어요. 또 열이나 염증을 동반하는 급성 질환은 몸이 해로운 영향을 떨쳐버리려고 애쓰고 있는 것이라고 믿었어요. 반면에 만성 질환은 식습관이나 다른 생활 습관이 안 좋은 경우 몸의 '체액'이 불균형하기 때문이라고 보았어요.

때때로 그가 환자를 대하는 방식 때문에 병세가 호전된 환자들도 많았다고 해요.

그는 빈혈 치료를 위해 철을 도입했고, 말라리아에는 퀴닌의 원천인 기나나무 껍질을 썼어요. 또한 심한 통증의 치료에 로다눔(아편 팅크)의 효과를 믿었지요. 그 시대의 많은 의사들과 달리 그는 사혈에 크게 의존하지 않았어요. 사혈을 가끔 사용하기는 했지요.

시드넘은 역학(질병의 원인과 변동 상태)을 공부한 최초의 의사 중 한 명이랍니다. 그도 흑사병과 천연두를 겪었어요. 그는 한 해의 계절이나 날씨 유형과 같이 감염성 질병의 발생에 영향을 줄 수 있는 요인들도 밝혔어요. 열을 치료한 방법으로도 유명해요. 대부분의 의사들은 '땀을 빼야' 한다고 믿고 담요를 덮어서 환자의 체온을 올리려고 했어요. 시드넘은 차가운 체액이 많다고 보았고 적절히 환기해야 한다고 주장했지요.

의사로서 거둔 성공과 건전한 사고방식 덕분에 시드넘은 '영국의 히포크라테스'로 알려지고 '영국 의학의 아버지'로도 불렸답니다. 살아 있는 동안 그에 대한 비판이 전혀 없었던 것은 아니에요. 그는 1666년에 열에 대해 책을 썼고, 이어서 다른 질병에 대한 내용들도 썼어요. 마침내 종합적인 의학 교과서를 만들어 냈고, 그 책은 고전이 되었지요. 그러나 그의 이름을 따서 명명한 질병, 시드넘 무도병(신경계 감염으로 인한 질병)은 그의 책에서 짧은 단락 몇 개만 차지하고 있지요.

Thomas Sydenham
출생 1624년, 영국 와인포드
업적 의학에서 신중한 관찰의 힘을 가르침. 새로운 약과 치료법을 여러 가지 도입함
사망 1689년, 영국 런던

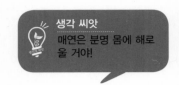

생각 씨앗
매연은 분명 몸에 해로울 거야!

퍼시벌 포트

수술의 달인

퍼시벌 포트는 당대 영국 최고의 외과 의사로 각광받았어요. 덕분에 그가 운영한 개인 병원의 환자 중에는 작가 새뮤얼 존슨과 화가 토머스 게인즈버러를 포함하여 명망 있는 인물들이 많았어요. 포트는 외과의로서의 실력뿐만이 아니라 수많은 의학 주제에 대해 상세히 연구했답니다. 암 발생에서 직업적 요인을 밝힌 의사이기도 해요.

포트는 1729년에 런던 세인트 바솔로뮤 병원의 외과 수련의가 되었어요. 그는 에드워드 너스 밑에서 공부했고, 해부학과 수술 강의를 위해 해부체를 준비하는 등 자신의 일에 무척 열심이었어요. 젊은 나이에도 불구하고 그의 기술은 두드러져서 세인트 바솔로뮤 병원에서 승승장구함으로써 1749년에 정식 외과 의사가 되었답니다.

포트는 외과 수술이 단지 신체에서 병든 부분을 잘라 내는 일이 아니라 의학 전문 분야 중 하나임을 무척 강조했답니다. 1753년에 포트와 윌리엄 헌터(존 헌터의 형)는 그 협회의 해부학 강사로 임명되었고, 그 뒤에 포트는 검사관이 되었지요. 나중에는 협회장 자리에 올랐어요.

1756년, 포트는 말에서 떨어져 대퇴부 복합 골절상을 입었어요. 일

110

질병과 죽음에
맞   선

반적으로 유일한 처치는 즉시 다리를 절단하는 것이었는데, 이는 생명을 위협하는 일이었지요. 에드워드 너스는 절단에 반대했고, 포트의 다리는 골절 부위에 부목을 댄 후에 성공적으로 나았답니다. 이를 통해 그는 나중에 골절에 대해 영향력 있는 논문을 썼어요. 포트는 또 치루, 머리 부상, 암과 같은 다른 여러 질병에 대해서도 상세한 연구 기록을 남겼지요.

존 헌터가 포트의 제자가 되었고 그의 해부학과 병리학 연구는 수술 지식의 진보에 도움을 주었어요. 포트는 수술과 질병에 대한 저술로 왕립학회 회원으로 선출되었어요. 그는 또한 세인트 바솔로뮤 병원에서 수석 외과 의사로서 너스의 뒤를 이었답니다. 그의 이름은 '포트병'과 '포트 골절'이라는 두 가지 질환에 남아 있어요. 포트병이란 그가 중풍을 연구하던 중에 척추 만곡(결핵의 한 형태)과 하지 마비 사이에 관련이 있음을 발견하여 포트병에 대해 기술했지요. 반면에 포트 골절은 발목의 골절 탈구를 일컫는답니다.

포트는 또 매연에 노출되는 것(굴뚝 청소부의 직업 재해)과 음낭암 위험도 증가 사이에 관련이 있음을 알아차렸어요. 이것은 암 발생에서 직업 요인을 밝힌 최초의 사례이며 환경적인 발암 물질로 기록된 첫 사례랍니다. 포트의 연구로 인해 1788년에 도입된 굴뚝 청소부 조례는 매연이 건강에 미치는 해를 인식하고 8세 이하의 어린이를 굴뚝 청소부로 고용하는 것을 불법으로 인정했어요.

Percivall Pott
출생 1714년, 영국 런던
업적 새로운 수술 기술을 개발하고 외과 의사의 위상을 높인 선구적인 외과 의사
사망 1788년, 영국 런던

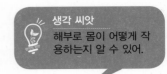

생각 씨앗
해부로 몸이 어떻게 작용하는지 알 수 있어.

비교 해부의 대가 존 헌터

{ 존 헌터는 여러 가지 동물 실험과 인체 해부를 통해 우리 인체의 기관과 조직들이 어떻게 기능하는지에 대해 중요한 발견을 했어요. 18세기 하반기 런던에서 가장 활발하게 활동한 의학 연구자였고, 연구 주제는 후각과 소화, 뼈 생성, 동물 행동까지 매우 다양하답니다. 치아 해부 구조를 과학적으로 연구한 최초의 인물이기도 해요. }

헌터는 자기의 형이자 저명한 해부학자인 윌리엄 헌터와 함께 의학 공부를 위해 1747년에 런던으로 옮겨 왔고, 첼시와 세인트 바솔로뮤 병원에서 외과의 수련을 거쳤지요. 헌터는 해부에 매료되었고, 동물 실험도 수없이 했어요. 7년 전쟁(1756–1763) 때는 군의관으로도 일했어요.

전쟁 후 런던으로 돌아왔을 때 헌터는 경험이 많은데도 외과 의사 자리를 구하기가 어려웠기 때문에 치과 의사 제임스 스펜서와 일하기 시작했어요. 그 당시 치과 의사의 사회적 지위가 낮았음에도 헌터는 연구를 통해 중요한 발견들을 했고, 1771년에 주요 저서인 『치아의 자연사에 대한 논문』을 내놓았지요. 이것은 영어로 출판된 최초의 치의학 교재였답니다.

헌터는 턱과 얼굴 근육, 골격의 해부 구조에 근거하여 치아를 설

질병과 죽음에 맞선

명했어요. 뿐만 아니라 음식물을 씹을 때 근육들이 어떻게 움직이는 지에 대해서도 설명했지요. 그는 또 치아가 태아기와 유년기에 어떻게 자라는지에도 관심이 있었어요. 비교 해부에 대한 관심으로 육식 동물과 초식 동물의 차이도 연구했어요. 그의 논문은 '석회질 침착'이 어떻게 잇몸 질환을 일으키는지, 치아를 뽑을 때 어떻게 하는 것이 최선인지 등에 대해 상세히 다뤄 치과 의사들에게 임상 도움을 주었답니

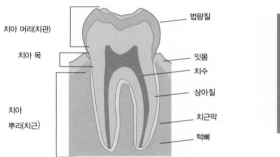

법랑질
치아 머리(치관)
치아 목
잇몸
치수
상아질
치아
뿌리(치근)
치근막
턱뼈

John Hunter
출생 1728년, 스코틀랜드 롱 캘더우드
업적 비교 해부학자이며 병리학자이자 외과 의사. 질병에 대한 자신의 이론을 뒷받침하는 표본을 수집함
사망 1793년, 영국 런던

존 헌터는 치아와 턱의 골격과 근육을 포함하여 치아 해부 구조를 과학적으로 연구한 최초의 인물이다. 이 연구는 의학과 치의학에 모두 큰 영향을 주었다.

다. 치아 이식 가능성에도 관심이 있었던 헌터는 치아를 어린 수탉의 볏에 이식하는 유명한 실험을 했지요.

헌터는 마침내 세인트조지 병원의 외과 의사 자리를 구했고, 조지 3세의 주치의가 되었어요. 과학적·의학적으로 폭넓은 관심은 그가 모은 동물과 인체 표본 수천 점에서도 드러났지요.

Transplantation
장기 이식

> 몸의 손상된 부위를 고치고 새롭게 바꾸려는 재생 의학 분야는 장기 이식 초기에 시작되었어요. 신장 이식이 1954년 일란성 쌍둥이 사이에서 처음으로 성공했고, 1962년에는 관련이 없는 공여자와 환자 사이에서도 성공했어요. 지금은 수술 기술도 발전하여 장기 이식은 아주 특별한 일은 아니에요. 하지만 이식 장기의 공급과 수요 사이에는 심각한 차이가 있답니다.

1954년, 보스턴 피터 벤트 브리검 병원의 조지프 머레이가 이끄는 수술팀은 8세 쌍둥이 형제의 신장을 이식하는 수술에 성공했어요. 덕분에 머레이는 1990년에 노벨 생리·의학상을 받았지요.

그다음 획기적 진전은 1963년에 미시시피 대학 제임스 하디가 수술한 폐 이식이었지만, 환자는 며칠 만에 죽었어요. 1967년, 토머스 스탈즈는 간 이식에 첫 성공을 거두었어요. 그러나 실제로 뉴스 첫머리를 장식한 소식은 같은 해 남아프리카공화국 케이프타운에서 크리스티안 버나드가 수술한 심장 이식이었지요. 이 수술에서 중증 심부전 남자가 교통 사고로 죽은 어린 소녀의 심장을 이식받았어요. 심장, 간, 신장을 동시에 이식한 것은 1989년 피츠버그에서 젊은 여성에게 시도한 수술이었는데 환자는 넉 달 동안 살아남았어요. 최근에는 신체의 여러 다른 부위들(후두, 자궁, 음경 얼굴)이 최초로 이식되었어요. '최초' 시도의 결과는 환자마다 달라 지금까지 살아 있는 사람도 있고, 오래 살지 못한 환자들도 있어요. 그러나 이들은 모두 생명을 구하는 수술로 이식 수술을 발전시키는 데 어느 누구보다 많이 기여한 셈이에요.

면역계에 대한 선구적인 연구가 없었다면 이 수술들은 성공하지 못했을 거예요. 1940년대에 영국 과학자 피터 메더워는 동물 배아가 이질 조직을 거부하지 않음을 보여 주었고, 거부 반응이 면역 요소의 작용으로 일어난다고 결론지었어요. 한편 멜버른 대학의 프랭크 맥팔레인 버넷은 신체의 면역 세포가 초기에 몸의 일부로 있는 조직을 받아들이도록 적응하지만, 나중에는 새로운 물질을 거부한다고 주장했어요. 이러한 연구들이 쌓여 후천성 면역 내성의 발견에 이르렀고, 현대 면역 억제 요법의 기초가 되었지요. 두 사람은 이 연구로 1960년에 노벨 생리·의학상을 받았답니다.

토양 곰팡이에서 유래한 약물 시클로스포린은 1980년대에 도입되어 환자들이 새 장기를 거부하지 않게 도와주었어요. 시클로스포린과 유사하지만 100배 이상 강력한 타크로리무스는 1990년에 출시되었어요. 한편 수술 기술도 발전하여 살아 있는 공여자가 안전하게 수술을 받을 수 있게 되었어요. 장기 이식은 이제 거의 보편화되었어요. 그러나 이식 장기의 공급과 수요 사이에는 심각한 차이가 있어요. 노인 인구가 늘어서 이식으로 치료할 수 있는 만성 질환이 증가하는 것도 한 요인이에요. 살아 있는 사람이 장기를 제공하는 경우와 시간이 경과한 사체의 장기를 쓰는 경우도 늘고 있어요. 이종 이식(동물에서 얻는 유전자 변형 장기를 사용) 이론 체계와 기계적 보조 장치(인공 심장)에 진전이 있지만, 현재의 요구와 증가 추세를 감당하는 데는 역부족이랍니다.

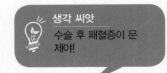
무균 수술법 창시자 조지프 리스터

조지프 리스터는 수술 후 상처 감염 문제를 연구했어요. 그는 수술실의 공기가 감염을 일으키는 병원균으로 오염되어 있다고 추론했지요. 그래서 상처를 다룰 때 상처 부위에 공기가 닿지 않게 하려고 석탄산을 도입하여 소독제가 사용되기 시작했어요. 그뿐만 아니라 흡수되는 수술 실, 새로운 드레싱, 상처 배농법 등을 도입해 상처 감염을 없애려고 노력했어요.

리스터는 1844년에 런던 유니버시티 칼리지에 들어갔고, 그곳에서 선구적인 생리학자 윌리엄 샤피와 외과 의사 토머스 와튼 존스의 영향을 크게 받았어요. 두 사람은 다 현미경 전문가였지요. 리스터는 에든버러 왕립 진료소로 자리를 옮겼고, 그곳에서 수술에 대해 더 배우고 염증과 혈액 응고에 대한 실험도 진행했어요. 1857년에 그는 왕립학회에 「염증의 초기 단계」라는 논문 1편을 제출했어요. 1846년에 의학도로서 리스터는 영국에서 최초로 마취 후 진행한 수술을 지켜보았어요. 마취제의 사용으로 수술의 범주가 늘어났지만 환자가 종종 상처 감염과 패혈증으로 악화되곤 해서 수술 후 사망률이 40퍼센트나 되었지요. 당시에는 습기에 노출된 조직과 공기 사이의 반응으로 패혈증이 일어난다고 대부분 믿고 있었답니다.

리스터는 화학 교수였던 토머스 앤더슨에게서 루이 파스퇴르의 연구에 대해 듣고 자신의 세균설을 발전시켰어요. 그는 수술실 공기 중에 존재하는 모든 병원균을 죽이고, 수술 부위에서 공기를 없애기로 마음먹었지요. 그는 11세 소년의 다리 복합 골절 수술에 살균제인 석탄산을 도입하여 상처에 석탄산을 뿌리고 살균제에 적신 거즈로 상처를 덮었어요. 덕분에 소년은 패혈증에 걸리지 않고 완전히 회복됐지요. 이런 노력으로 1867년, 리스터는 9개월 동안 자신의 병동에서 패혈증이 단 한 건도 발생하지 않았다고 발표할 수 있었답니다.

리스터는 영국 의학 저널에 논문을 여러 편 발표해 자신의 살균법을 채택할 것을 주장했지요. 파스퇴르를 인용하고 자신의 연구에 대해 믿을 만한 논거를 제시했지만, 그의 주장은 논란을 불러 일으켰어요. 많은 의사들이 단순히 청결을 유지하는 것으로 충분하다고 주장했거든요. 그러나 리스터는 위생 관리를 엄격하게 해야 한다고 믿었기에 감염의 확산을 막기 위해서 수술 도구를 모두 석탄산에 담가 두어야 한다고 주장했지요. 나중에는 미생물학자 로베르트 코흐의 제안을 받아들여 증기 멸균법을 썼답니다.

리스터는 1877년에 런던으로 돌아가 킹스 칼리지의 외과 교수가 되었어요. 그는 파격적인 유방 절제술과 슬개골 골절 치료법을 개척했을 뿐만 아니라 흡수되는 수술 실, 새로운 드레싱, 상처 배농법 등을 도입했어요. 그는 영국 예방 의학 연구소 설립자 중 한 사람이었고, 그 연구소는 1903년에 그를 기리면서 리스터 연구소로 이름을 바꾸었답니다.

Joseph Lister
출생 1827년, 영국 업턴
업적 수술에서 살균제 사용을 개척함
사망 1912년, 영국 월머

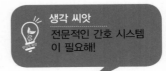

생각 씨앗
전문적인 간호 시스템
이 필요해!

현대 간호학의 창시자 플로렌스 나이팅게일

플로렌스 나이팅게일은 아픈 사람들을 위로하는 '등불을 든 여인'으로 알려져 있지만 실제로 간호 일을 젊고 똑똑한 여성들의 전문직으로 바꿔 놓고 참된 인생의 천직으로 격상시킨 뛰어난 운동가라고 할 수 있어요. 그녀가 한 일은 1854년에 앙리 뒤낭이 설립한 적십자사로 이어져 미개발 국가에서 간호 훈련을 촉진하는 데 도움이 되었어요.

플로렌스 나이팅게일은 부모의 반대를 무릅쓰고 독일 카이저벨트에 있는 간호사를 훈련하는 종교 기관인 테오도르 플레드너 목사의 여전도사협회로 갔어요. 그곳에서 3개월을 보낸 뒤 파리의 수녀회에서도 공부했답니다. 1853년에 나이팅게일은 영국으로 돌아가 귀부인 병원의 원장이 되었지요.

1853년에 크림 전쟁이 발발하자 국방장관 시드니 헤르베르트와 우애가 깊었던 나이팅게일은 38명의 간호사를 이끌고 터키의 스쿠타리까지 부상병을 돌보러 갔어요. 그곳 영국 야전 병원의 비참한 상황이 타임(Time)을 통해 영국에 전해지고 있었지요. 변변한 보급품도 없었던 상황에서 처음 그녀가 한 일은 야전 병원을 청소하고, 병원 조직을 개선하고, 위생 표준을 엄격히 적용하는 것이었어요. 6개월 후 군인들의 사망률은 42퍼센트에서

질병과 죽음에
맞   선

단 2퍼센트로 떨어졌어요. 나이팅게일은 전쟁이 끝날 무렵 영웅이 되어 영국으로 돌아갔어요.

그녀는 민간 병원과 군대 병원의 간호 업무를 개혁해야 한다고 주장했어요. 곧 나이팅게일 간호 학교를 설립할 공공 기금이 44,000파운드나 모였고, 런던 세인트 토머스 병원 안에 학교가 세워졌지요. 이즈음 간호 업무를 위해 출판한 안내서 『간호 노트』에는 그녀의 간호 원칙이 잘 나타나 있어요.

그녀는 군대 병원의 여건을 개선하고자 운동을 벌였어요, 왕립위원회에서는 병영의 위생 환경을 파격적으로 개선하고 군의학 학교를 설립하는 등 그녀의 제안을 상당히 받아들였답니다.

나이팅게일 전에는 간호 일을 계급이 낮은 사람이나 평판이 안 좋은 여성, 종교적인 명을 받은 사람이 하는 일로 여겼지요. 그러나 나이팅게일은 의사와 간호사가 협력하여 함께 일해야 한다고 생각했어요. 엄격한 규율과 조직, 위생을 강조한 나이팅게일 시스템은 곧 널리 퍼져 나갔고, 호주와 뉴질랜드와 캐나다에도 간호사 학교가 세워졌지요. 그녀가 한 일은 1854년 앙리 뒤낭이 설립한 적십자사로 이어져 미개발 국가에서 간호훈련을 촉진하는 데 도움이 되었어요. 1908년에 플로렌스 나이팅게일은 여성으로서 최초로 메리트 훈장을 받았답니다.

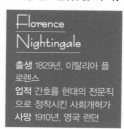

Florence
Nightingale

출생 1829년, 이탈리아 플로렌스
업적 간호를 현대의 전문직으로 정착시킨 사회개혁가
사망 1910년, 영국 런던

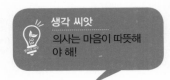

생각 씨앗
의사는 마음이 따뜻해
야 해!

의학 교육
전문가 **윌리엄 오슬러**

재능이 많았던 윌리엄 오슬러는 종종 현대 의학의 아버지로 여겨졌어요. 그
는 환자를 질병만큼이나 중요하게 생각한 최초의 의사였고 중요한 기초 연
구와 임상 연구도 수행하였기에 그의 이름을 따라 명명된 질병과 증상이 많
답니다. 그는 또 혈액의 독립된 성분으로 혈소판을 구분해 낸 최초의 의사
이기도 했어요.

오슬러는 토론토에서 의학을 공부한 뒤 몬트리올
의 맥길 대학교로 옮겨 1872년에 졸업했어요. 이어서
유럽의 다양한 의학 연구소를 두루 돌아다녔고, 그
뒤 맥길 대학교의 교수가 되었지요. 1878년 몬트리올
종합병원의 의사를 거친 다음 펜실베이니아 대학
의과 학과장이 되었어요. 세계적으로 명성 있
는 의학 연구소인 존스 홉킨스 대학교와 인연
이 깊은 것으로 유명한데, 그가 바로 설립자이
자 교수였답니다. 오슬러가 의사들을 훈련시킨 방식은 마음이 따뜻하
면서도 전문적인 지식과 기술을 갖춘 의사가 되라는 것이었어요. 또
환자와 직접 만나는 '실전' 경험을 중시했지요. 그가 쓴 『의학의 원리와
실제』는 의학 고전이며, 20쇄나 발행되었어요.

존스 홉킨스에서 5년을 보낸 뒤, 오슬러는 영국으로 가 옥스퍼드

질병과 죽음에
맞   선

대학의 의학 흠정 강좌 담당 교수가 되었어요. 그는 학생들이 이론의 기초를 다질 수 있도록 임상학과를 확대했지요. 또 영국 의사 협회를 설립했고, 「의학 계간지」를 발간했답니다. 오슬러는 혈소판을 최초로 연구한 의사였고, 1873년에 그 연구 내용을 기록으로도 남겼어요. 21세기 초반에 발견된 질병 세 가지가 그의 이름을 따라 명명되었어요. 오슬러 란듀 웨버 병(혈관 질환), 바스케즈 오슬러 병(혈액 질환), 오슬러 결절(심장을 감싸고 있는 막에 생기는 감염)가 바로 그것이지요. 부자연스럽게 혈압이 높게 나타나는 오슬러 징후와 같이 그의 이름을 따라 명명한 징후와 증상도 많이 있답니다.

오슬러는 저작을 많이 남긴 저술가이자 인기 있는 대중 강연자였어요. '환자가 어떤 질병을 앓고 있는지보다 어떤 환자가 병을 앓고 있는지가 더욱 중요하다.'라는 말과 같은 그의 명언들이 의학계의 명언으로 전해 내려온답니다.

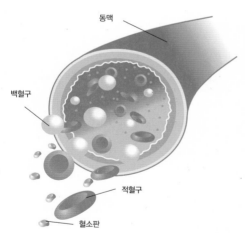

동맥

백혈구

적혈구

혈소판

윌리엄 오슬러는 혈액의 독립된 성분으로 혈소판을 구분해 낸 최초의 의사였다. 혈소판은 혈액의 작고 뚜렷한 구성 성분인데 서로 엉겨 붙어서 혈액 응고를 돕는다.

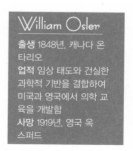

William Osler

출생 1848년, 캐나다 온타리오
업적 임상 태도와 건실한 과학적 기반을 결합하여 미국과 영국에서 의학 교육을 개발함
사망 1919년, 영국 옥스퍼드

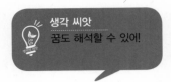
생각 씨앗
꿈도 해석할 수 있어!

정신 분석학의
아버지 지그문트 프로이트

지그문트 프로이트는 정신 분석 이론을 개발하여 세계적으로 저명한 인물
이 되었지요. 그가 만든 개념 중, 예를 들어 '프로이트의 실수' 같은 것은 전
문 용어로 사용되고 있어요. 그는 연상 기법과 꿈 해석 등 여러 혁신적인 치
료법을 세상에 내놓았어요. 그는 또 책을 많이 쓴 저술가이기도 한데, 가장
유명하고 중요한 책은 『꿈의 해석』이랍니다.

프로이트는 오스트리아 빈에서 의학도로 학문의
길을 걷기 시작하여 1881년에 졸업했어요. 그는 파리
에서 프랑스의 위대한 신경학자 장 마르탱 샤르코 밑
에서 공부하고 나서 심리학에 헌신하기로 결심했지
요. 정신 분석은 치료법으로 시작했으나 일반적인
정신 이론으로 발전했어요. 초기에 논란이 많
았으나 프로이트의 이론들은 전 세계적으로 명
성을 얻었지요. 어떤 사람들은 프로이트의 연구
가 개인 심리를 너무 많이 반영하기 때문에 보편성이 부족하다고 비
판했어요. 이런 점이 프로이트를 따르는 사람을 찾아보기 힘든 이유
일 수 있어요.

프로이트의 개념 중에서 오늘날 가장 잘 알려져 있는 것으로 '프로
이트의 실수'(은연중에 속마음을 들켜버리는 실수)와 오이디푸스 콤플렉

질병과 죽음에
맞   선

스(남성이 부친을 증오하고 모친에 대해서 품는 무의식적인 성적 애착)가 있어요. 그리고 우리의 정신을 이루는 자아, 이드, 초자아라는 개념이 있지요(자아는 교양 있게 적응하려고 애쓰는 의식적인 부분, 이드는 원초적인 욕망을 가진 원시적인 부분, 초자아는 내면의 부모 같은 존재로 비판적이고 윤리적인 기능을 하는 부분).

프로이트가 가져온 혁신은 여러 가지가 있어요. 그는 사람 마음을 과학적으로 검사하는 기술로 자유 연상 기법을 활용했지요. 또 치료 관계에서 감정 전이의 역할을 인식한 것으로 유명하답니다. 히스테리가 잊어버린 물리적 외상의 결과라는 것을 처음으로 주목한 사람이기도 해요.

꿈 해석을 치료 도구로 활용했다는 점은 프로이트의 이론 중에서 주목할 만한 것 중 하나예요. 그는 꿈을 '무의식으로 가는 지름길'이라고 표현했어요. 즉, 무의식적 욕망이 가면을 쓰고 드러나는 것으로서, 주로 성적이고 이상한 특성은 초자아에 의해 이해되는 것을 막고자 하는 검열 기능 때문이라고 믿었답니다. 그는 성이 사람의 성격에서 주된 동기를 이룬다고 확신했어요.

프로이트는 책을 많이 쓴 저술가였어요. 그중 가장 유명하고 중요한 책은 『꿈의 해석』이지요. '프로이트의 실수'라는 개념이 나오는 『일상생활의 정신 병리』도 눈에 띄는데, 이 책에서는 프로이트가 자신의 이론을 신경증 환자만이 아니라 일반적인 대중에게도 적용한 것이 큰 특징이랍니다.

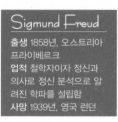

Sigmund Freud
출생 1858년, 오스트리아 프라이베르크
업적 철학자이자 정신과 의사로 정신 분석으로 알려진 학파를 설립함
사망 1939년, 영국 런던

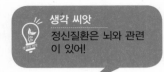

생각 씨앗
정신질환은 뇌와 관련
이 있어!

에밀 크레펠린

과학적 정신 의학의 창시자

에밀 크레펠린은 정신 분열증과 조울증을 구분해 내고, 편집증에 대해서도 설명했지요. 그는 정신 질환이 정신적 나약함이 아니라 생물학적 현상이거나 유전적일 수 있다고 생각했어요. 그가 제시한 생물학적 관점은 오늘날의 현대 정신 의학을 지배하고 있어요. 크레펠린은 사회 개혁가로 음주와 사형, 무기 징역에 반대하는 운동도 벌였어요.

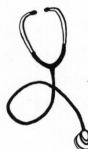

크레펠린은 라이프치히와 뷔르츠부르크에서 의학을 공부했고, 1878년에 졸업했어요. 라이프치히에서 위대한 실험 심리학자 빌헬름 분트의 지도 아래 들어갔고, '급성 질병이 정신 질환 발병에 미치는 영향'이라는 글을 써서 상을 받았지요.

크레펠린은 정신 의학에서 생리 작용의 역할에 대한 논문으로 뮌헨 대학에서 박사 과정을 마쳤어요. 그는 라이프치히로 돌아가 분트와 정신약리학 연구를 진행했고 신경과 진료도 했지요. 1883년에 『정신 의학 개설』이라는 책을 출간했는데, 그 책에서 정신 의학을 의학이라는 과학의 한 분야로 보아야 한다고 주장했어요. 그는 정신질환에서 뇌 병리의 역할에 처음으로 관심을 가진 사람이었고, 임상 결과와 실험 관찰에 근거하여 자신의 이론을 정립했어요.

질병과 죽음에
맞   선

크레펠린은 정신 분열증을 '이른 치매'라고 불렀어요. 이것은 나중에 잘못된 이름으로 밝혀졌는데, 정신 분열증은 치매의 일종이 아니랍니다. 크레펠린이 치매라고 부른 이유는 정신 분열증이 보이는 퇴화 과정을 목격했기 때문이었어요. 대조적으로 조울증은 증상이 나타났다가 사라지는 패턴을 보이고, 조증과 울증사이에 증상이 없는 상태가 있지요. 크레펠린은 강연에서 정신 분열증 환자가 똑똑하지만 자기만의 세계로 빠져들어 현실 감각을 잃은 사람일 수 있다고 지적했어요.

1904년에 크레펠린은 뮌헨의 새로운 정신 의학 진료소 소장이 되었고, 그 진료소는 정신 의학을 가르치는 명망 있는 센터가 되었어요. 그는 프로이트의 정신 분석 이론을 거부했고, 정신 질환의 생물학적 기초에 대한 연구를 계속 발전시켰어요. 실험을 통해 수면의 본질을 탐구했고, 알코올과 모르핀같이 취하게 만드는 성분이 중추 신경계에 미치는 영향도 연구했지요.

20세기 상당 기간 동안 프로이트에 가려졌던 크레펠린의 연구에 대한 관심이 최근 몇 년 동안 되살아났어요. 그의 정신 질환 분류 체계는 미국 정신 의학 협회의 DSM-VI 시스템과 세계 보건 기구(WHO)의 ICD 시스템에 영향을 주었어요. 그의 연구가 바탕이 되어 생물학적 관점과 약물 처방이 이제 현대 정신 의학의 주류가 되었지요. 뇌에 대한 이해와 뇌 영상 기술의 발달로 정신 질환에서 뇌 병리의 역할을 예견한 그가 옳았음이 드러났답니다.

Emil Kraepelin

출생 1856년, 독일 노이슈트렐리츠
업적 정신 질환 분류 체계를 고안하고, 정신 분열증과 양극성 장애를 구분해 냄
사망 1926년, 독일 뮌헨

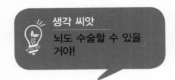

생각 씨앗
뇌도 수술할 수 있을
거야!

하비 쿠싱

**뇌 수술
개척자**

> 혈압을 최초로 측정한 의사인 하비 쿠싱은 의사 생활 중에 200건이 넘게 뇌
> 종양을 제거할 만큼 실력이 뛰어났어요. 그의 혁신적인 기술 덕분에 뇌 수술
> 사망률이 90퍼센트에서 10퍼센트로 떨어졌지요. 수술한 뇌도 직접 그렸는데,
> 그것이 수술 보고서의 주요 부분이 되었어요. 쿠싱은 친구이자 의사인 윌리
> 엄 오슬러의 전기를 써서 1926년에 퓰리처상을 받았어요.

쿠싱은 의사의 아들로 태어나 예일 대학과 하버
드 대학에서 의학을 공부했고, 1895년에 졸업했어
요. 그 후 존스 홉킨스 대학에서 유명한 외과 의사
윌리엄 할스테드 밑에서 외과 공부를 했는데, 일찍
이 뛰어난 수술 실력을 보였지요. 그는 개 실험으
로 두개골 압력에 영향을 주는 요인들을 연구
했고, 그 연구 내용을 적용하여 사람의 뇌 종
양을 진단할 뿐 아니라, 종양의 위치를 찾고 제
거했답니다.

20세기까지 뇌는 신체 중 통상적으로 수술하지 않는 유일한 부위
였어요. 뇌에 영양을 공급하는 혈관이 복잡한 그물망처럼 퍼져 있어
서 뇌 수술 시 심한 출혈을 피할 수 없었기 때문이었어요. 뇌 수술 사
망률이 90퍼센트나 되었지요. 쿠싱은 수술 중에 피가 나는 혈관을 조

질병과 죽음에
맞   선

일 수 있도록 클립과 집게를 고안해서 이런 상황을 바꿨답니다. 그는 엑스선을 써서 종양을 진단했고, 부분 마취만을 써서(뇌는 통증에 민감하지 않음) 뇌에 접근할 수 있게 두개골을 절개했어요. 그 결과 치명적이던 뇌 종양 환자들의 사망률이 10퍼센트로 떨어졌지요.

쿠싱은 1912년에 하버드 대학 외과 교수가 되어 뇌 수술 기술을 가르쳤어요. 그의 제자 중 한 명이던 와일더 펜필드도 신경외과 분야에서 새로운 개선책을 여러 가지 도입했지요. 쿠싱이 개발한 기술과 방법 중 몇몇은 오늘날에도 여전히 신경외과에서 쓰인답니다. 그는 여러 편의 논문에서 삼차 신경절(얼굴에 있는 신경)의 파괴, 전기 응고법(전류를 써서 출혈을 막는 방법), 실험적인 뇌하수체 절제술(뇌하수체 제거)과 같은 사안들도 다루었어요.

뇌하수체의 기능도 깊이 연구했어요. 1912년에 소모성 질환의 첫 사례를 발견했는데, 이 경우 뇌하수체 종양에 의해 야기되었음이 밝혀졌어요. 이는 쿠싱 증후군으로 알려지고 있어요. 같은 해에 출간한 고전 교과서『뇌하수체와 기능 장애』에서 뇌하수체의 지나친 활성을 선단 거대증(손, 얼굴, 발이 비정상적으로 자람)으로, 뇌하수체의 기능 저하를 왜소한 발육과 연결했어요. 그 뒤에 출간한 책『뇌하수체 선종과 임상 징후』에는 쿠싱 증후군의 사례가 더 많이 언급되어 있어요. 쿠싱 증후군의 원인은 이제 완전히 밝혀졌지요. 쿠싱은 친구이자 의사인 윌리엄 오슬러의 전기를 써서 1926년에 퓰리처상을 받았답니다.

Harvey Cushing

출생 1869년, 미국 오하이오 주 클리블랜드
업적 뇌 수술 분야를 개척한 외과 의사로 혈압과 뇌하수체에 대해 중요한 연구 업적을 남김
사망 1939년, 미국 코네티컷 주 뉴 헤이븐

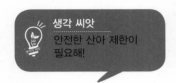

산아 제한 운동가 마리 스톱스

『결혼 후 사랑』의 저자 마리 스톱스는 산아 제한을 강력하게 지지했어요. 1921년 그의 첫 번째 산아 제한 진료소가 북부 런던에서 문을 열었고, 유사 진료소와 기관이 여러 곳에 설립되어 훗날 세워진 가족 계획 협회의 서막이 되었지요. 하지만 가족 계획 진료소가 처음 설립될 당시에는 사회 통념상 받아들여지지 않아 많은 진료소가 습격당하거나 구설수에 올랐어요.

스톱스는 1911년, 런던 유니버시티 칼리지 식물학과를 최고 성적으로 졸업했어요. 1905년에는 과학 분야 영국 최연소 박사가 되었지요. 그녀는 레지널드 게이츠와 1911년에 결혼했지만, 초야를 치르지 않았기에 1916년에 결혼은 무효가 되었어요. 그녀는 제1차 세계 대전 중에 『결혼 후 사랑』을 쓰기 시작했어요. 초기에는 출판사를 찾는 데 어려움이 많았으나 마침내 1918년에 책이 나왔을 때는 큰 주목을 받았답니다. 그러나 미국에서는 이 책이 음란물로 금지되었어요.

스톱스는 미국의 여성 운동가 마거릿 생어를 만나고 나서 산아 제한에 관심을 가지게 되었어요. 생어는 뉴욕 빈민가의 간호사로 자신이 발행하던 신문에 산아 제한과 낙태를 장려했다가 미국에서 런던으로

도망가야 하는 처지가 되었답니다.

스톱스도 비슷했어요. 당시 영국에서는 피임을 지지하다가 감옥으로 간 사람들이 여럿 있었지요. 위험을 감수하고 그녀는 산아 제한에 대한 안내서 『현명한 부모가 되는 길』(1918)을 썼답니다. 이 책은 종교 단체를 발칵 뒤집어 놓았지만, 두 번째 남편 험프리 로우의 도움을 받아 일을 계속할 수 있었어요. 런던 북부 스톱스의 첫 번째 진료소는 기혼 여성에게만 개방되었고 차단 장치를 활용하는 당시의 피임법에 대해 조언을 제공했어요. 이후 유사한 진료소와 기관이 문을 열었고, 그들이 힘을 합쳐 1930년에 국가 산아 조절 위원회를 설립했어요. 이 단체는 나중에 가족 계획 협회로 발전해요.

1930년, 영국에는 산아 제한 진료소가 20곳밖에 없었어요. 따라서 낙태를 하다가 사망한 여성의 수가 450명이나 되었으며 대부분은 뒷 골목에서 일어났지요. 스톱스는 가난한 사람들을 돕고 싶었지만, 피임을 선택하는 사람들은 대체로 중산층과 부유한 사람들이었어요. 가족 계획 진료소는 사회 통념상 받아들여지지 않았고, 많은 진료소가 습격당하거나 구설수에 올랐답니다. 성에 대한 태도가 누그러지면서 1950년부터 가족 계획 진료소는 미혼 여성에게도 진료를 개방했어요. 이후 피임약이 도입되어 남녀 모두 산아 제한 혁명을 경험했고, 1961년부터 가족 계획 진료소에서 약을 구할 수 있게 되었답니다.

1970년이 되어서야 진료소의 도움을 원하는 사람이면 누구나 진찰과 치료를 받을 수 있게 되었어요.

Marie Stopes
출생 1880년, 스코틀랜드 에든버러
업적 산아 제한을 주창하고 영국 최초의 산아 제한 진료소를 설립함
사망 1958년, 영국 도킹

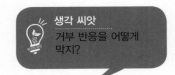

거부 반응을 어떻게
막지?

이식 수술의 대가 토머스 스타즐

인체 장기 이식술을 개척한 토머스 스타즐은 1967년 간 이식 수술에 성공했
어요. 수술의 성공에는 스타즐의 면역 억제 연구가 결정적이었지요. 그의 연
구는 면역 억제제, 사이클로스포린의 개발로 이어져 오늘날 병원에서 일상
적으로 이식 수술을 할 수 있게 되었답니다. 절망적인 환자만이 최후의 방법
으로 고려하던 장기 이식이 이제는 더 넓게 적용되고 있지요.

스타즐은 미주리 주 웨스트민스터 칼리지에서 생
물학을, 시카고 노스웨스턴대학교에서 의학과 해부
학을 공부했어요. 존스 홉킨스 대학에서 외과의 수
련 과정을 거친 후 마이애미 잭슨 기념 병원에서 일
했는데, 그곳에서 간 이식에서 중요한 단계인 간
절제 기술을 개발했지요. 이후 스타즐은 노스
웨스턴 병원으로 돌아가 흉부외과에서 일했고,
1962년에 콜로라도 대학교 의학 대학으로 옮겨
갔어요. 그곳이 장기 이식 프로그램을 개발하기에 더 좋은 자리라고
판단했기 때문이었어요.

그는 간 이식 수술의 난관, 특히 몸이 새 기관을 거부해서 생기는
문제를 잘 인식하고 있었어요. 의사들은 거부 반응을 막기 위해 1950
년대부터 면역 억제제 요법을 써서 실험을 해 왔지만 성공하지 못했지

질병과 죽음에
맞   선

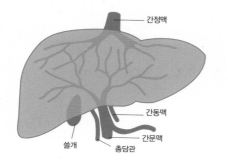

간정맥

간동맥

간문맥

쓸개   총담관

스타즐의 선구적인 간 이식 연구에서 알 수 있듯이 간 전체의 이식에는 간뿐만 아니라 쓸개까지 필요하며, 간정맥, 간동맥, 간문맥, 총담관을 모두 잘랐다가 다시 붙이는 과정도 필요하다.

요. 스타즐은 신장 이식으로 시작했는데, 1962년 첫 수술을 했고 곧 전문가가 되었어요. 그 이듬해 그는 간이 불완전한 3세 남자아이에게 세계 최초로 간 이식을 시도했어요. 하지만 출혈을 조절하지 못해 수술에 실패했어요. 그는 단념하지 않고 간암에 걸린 남자에게 두 번째 간 이식을 시도했어요. 출혈을 피하기 위해 그는 환자에게 항응고제를 다량 투여했어요. 수술은 성공한 듯 보였으나 환자는 혈액 응고로 인한 합병증으로 3주 뒤 사망하고 말았어요.

1967년, 그는 세 번째 간 이식 수술을 시도했고, 환자는 살아남았어요. 스타즐은 1983년에 최초로 장, 간, 췌장을 이식했고, 1984년에는 심장과 간을 처음으로 이식했어요. 그는 장기의 보존과 조달에 대해서도 중요한 연구를 진행했고, 영국의 이식 개척자 로이 칼른 경과 함께 면역 억제제에 대해 혁신적인 연구를 수행했지요. 면역 억제제 덕분에 이식이 거의 일상적인 과정이 될 수 있었답니다. 한때 절망적인 환자만이 최후의 방법으로 고려하던 장기 이식이 이제는 더 넓게 적용되고 있지요.

Thomas Starzl

출생 1926년, 미국 아이오와 주 르망
업적 최초로 간 이식 수술에 성공했고, 환자의 면역 억제제로 사이클로스포린의 중요성을 입증함

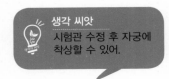
생각 씨앗
시험관 수정 후 자궁에
착상할 수 있어.

인공 수정 개척자 패트릭 스텝토

1977년 11월, 패트릭 스텝토는 나팔관이 심하게 손상된 29세 여성에게서 난자를 채취해 시험관에서 수정시켰어요. 이틀 반이 지나 배아가 8세포 단계에 이르자, 배아를 자궁에 착상시켰지요. 1978년 7월 25일에 태어난 아기 루이스 브라운은 세계 최초의 시험관 아기였어요. 이후 지금까지 전 세계적으로 시험관 아기가 300만 명이 넘게 태어났답니다.

패트릭 스텝토는 런던 킹스 칼리지와 런던 대학교 세인트조지 병원 의과 대학에서 수학했고, 1939년에 왕립 외과 협회 회원이 되었어요. 그는 맨체스터에서 산부인과 공부를 했고, 1951년에 올드함 종합병원에서 자리를 잡았지요. 그는 멸균법과 불임 문제에 관심이 많았어요.

스텝토는 극소형 비디오카메라를 써서 조금만 절개하고도 복부 내부를 검사할 수 있는 복강경 사용을 권장했어요. 개복 수술 대신 소형화된 기구를 절개 부위에 넣어 다양한 처치를 하는 최소 침습 수술의 초기 단계였지요.

1966년에 스텝토는 케임브리지 대학 생리학자인 로버트 에드워드와 팀을 이루었어요. 에드워드는 실험실에서 난자를 배양시켜 나팔관이 막힌 여성의 임신을 도운 적이 있었지요. 스텝토는 복강경을 써서

질병과 죽음에
맞   선

여성의 난소에서 난자를 채취하는 방법을 개발했어요. 두 사람은 인공 수정에 도전할 수 있는 완벽한 조합이었지요. 두 사람은 난소에서 얻은 난자를 시험관에서 수정시키고, 그 결과 만들어지는 배아를 여성의 자궁에 착상시킨다면 임신이 가능할 것이라고 추론했답니다.

미국 포드 재단이 필요한 자금을 제공하자 스텝토와 에드워드는 인공 수정 연구를 계속할 수 있었어요. 1972년, 두 사람은 처음으로 인공 수정을 시도했으나 배아는 자궁에 착상하지 못했어요. 그 후 몇 년간 인공 수정으로 임신된 경우가 몇 번 있었으나 모두 초기 석 달 안에 유산되었지요. 1976년에 첫 성공을 거두어 인공 수정으로 리즐리 브라운이 임신하게 되었답니다. 그녀는 마지막 몇 주 동안 임신 중독증에 걸려 제왕절개로 아기를 낳을 수밖에 없었지만, 2.5킬로그램의 건강한 아기가 합병증 없이 태어났어요.

스텝토와 에드워드가 이룬 성공으로 생식 보조 의료가 시작되었지요. 종교 단체가 '신 놀음'을 한다고 인공 수정을 비판하고, 착상되지 않은 수정란의 윤리적인 문제까지 제기했지만, 인공 수정은 불임 부부에게 새 희망을 안겨 주었고, 시술을 원하는 부부들에게서 수천 통의 편지를 받았어요.

스텝토와 에드워드는 케임브리지 근처에 보른 홀 진료소를 세우고 다른 의사들에게 인공 수정 과정을 가르쳤어요. 전 세계적으로 지금까지 시험관 아기가 300만 명이 넘게 태어났답니다.

Patrick Steptoe
출생 1913년, 영국 옥스퍼드
업적 불임 부부가 아이를 낳을 수 있게 돕는 인공 수정 방법을 개발함
사망 1988년, 영국 캔터베리

Eutyanasia ahd Palliative Care
안락사와 완화 치료

{ 20세기에 들어 수명이 증가하면서 죽음과 죽어 가는 자연스러운 과정을 거부하는 태도가 생겼어요. 병은 언제나 치료되어야 한다는 기대 속에 의사들까지 환자의 죽음을 개인의 실패로 받아들이기도 하지요. 완화 치료의 원칙은 환자가 남아 있는 신체적·정신적 능력을 최대한 발휘하면서 살 수 있도록 필요한 모든 조치를 취하는 것이에요. }

영국의 간호사이자 의사인 시슬리 손더스는 1950년대에 죽어 가는 과정에서 신체적·정신적 고통을 덜어 주기 위한 일을 시작했어요. 그녀는 먼저 통증 조절의 원칙을 세웠어요. 통증을 덜어 주기보다 미리 막기 위해 모르핀과 같은 강력한 진통제를 투여할 경우 투여량을 조심스럽게 조절하여 환자가 통증 없이 정신이 맑은 상태로 지내면서 자신에게 남은 시간을 잘 쓸 수 있게 도왔지요. 효과적인 통증 제어는 완화 치료의 초점이 되었고, 말기 환자나 진행성 질환 환자들에게 적용될 수 있었어요.

손더스는 전문가의 손길이 있어야 완화 치료가 최상으로 이루어질 수 있다고 믿었어요. 호스피스 운동은 19세기 말 프랑스와 아일랜드에서 이미 시작되었지만, 현대 호스피스의 시초라 할 수 있는 세인트 조지프 호스피스는 1998년에 런던에서 문을 열고 완화 치료의 길을 개척했지요. 손더스가 운영한 세인트 크리스토퍼 호스피스는 1967년에 문을 열었어요. 말기 환자를 돌보고, 의사와 간호사에게 완화 치료 훈련을 제공하는 센터로 탁월한 역할을 했지요. 호스피스 운동은 나중에 미국으로, 또 더

**질병과 죽음에
맞   선**

멀리까지 퍼졌답니다.

완화 치료의 원칙은 환자가 남아 있는 신체적·정신적 능력을 최대한 발휘하면서 살 수 있도록 필요한 모든 조치를 취하는 것이에요. 병원이든 호스피스 시설이든 남은 나날을 보내고 싶은 곳을 환자가 결정하도록 하고, 그 선택이 실현될 수 있게 적절한 지원을 하지요. 완화 치료가 이제는 주류 의학의 일부가 되어 호스피스 병동이 있는 병원도 있어요. 사람들의 인식도 바뀌었지요. 이제는 환자에게 말기 진단 결과를 숨기는 것은 비윤리적이라고 여겨요. 어떤 경우에는 환자를 세심하게 배려하면서 진단 결과를 점차적으로 알리는 것도 필요하지요.

완화 치료가 없다면 말기 환자가 안락사, 또는 의사든 누군가의 도움을 받아 스스로 삶을 끝내기를 원할 수 있어요. 회복할 희망이 없는 환자를 적극적으로 치료할 의무가 의사에게 있는 것이 아니고, 비록 처치의 중단으로 환자가 죽을 수도 있지만 이런 경우는 안락사와 동일하지 않지요. 안락사는 대부분의 나라에서 불법이에요. 종교적인 이유로 반대하는 이들도 많아요. 또 다른 반대론은 안락사 기준이 점차 느슨해져서 말기 환자가 아니라 자신이나 다른 사람에게 짐이 되는 사람이 죽임을 당할 수 있다는 것이지요. 안락사가 합법이라면 아픈 환자나 노인이 고통 때문에 또는 가족에게 짐이 되는 것이 두려워서 실제로 안락사에 동의하도록 강요받는 기분이 들 수 있을 거예요. 현재 안락사는 벨기에와 네덜란드에서만 합법이에요. 스위스는 남의 도움을 받아 자살하는 것을 허용해요. 미국 오리건 주에서는 의사가 환자에게 치사량의 약을 주는 것만이 허용된답니다.

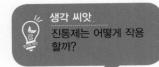
완화치료의 어머니 시슬리 손더스

시슬리 손더스는 모든 사람은 고통 없이 품위 있게 죽을 권리가 있다고 믿고
그 일에 온 생애를 바친 최초의 의사지요. 완화 치료의 서막이 된 그 일은 그
녀에게 국제적 명성을 가져다주었고, 여러 나라에서 말기 환자와 죽음을 바
라보는 방식에 영향을 미쳤답니다. '당신은 당신이기 때문에 중요하고, 당신
삶의 마지막 순간까지 중요합니다.' 그녀가 남긴 말이에요.

손더스는 유복한 가정에서 자라 영국 최고의 여
자 기숙 학교인 로딘에서 교육을 받았어요. 옥스퍼
드로 공부하러 갔다가 간호사 훈련을 받기 위해 그
곳을 떠났지요. 1948년, 그녀는 암으로 죽어 가는 폴
란드 환자 데이비드 타스마와 사랑에 빠졌답니다.
그는 호스피스를 설립해 달라며 그녀에게 500
파운드의 유산을 남겼어요. 그 후 그녀는 말기
통증을 다스리는 최선의 방법을 찾고 싶어서 39
세에 의학을 공부했지요. 그리하여 1957년에 의사 자격을 갖추었고,
런던 세인트조세프 호스피스에서 일하면서 통증조절에 대해 연구하
기 시작했답니다. 진통제가 어떻게 작용하는지 상세히 알아내서 통증
을 미리 예측하고 방지하려는 생각을 발전시켰지요. 환자의 정신을 또
렷하게 유지할 수 있으면서도 통증을 없앨 만큼 충분한 양을 투여하

기 위해서였어요. 이전에는 중독을 우려하여 통증에 시달리는 환자에게 강력한 진통제를 주지 않는 경우가 많았답니다.

타스마의 유산으로 시작한 프로젝트인 세인트 크리스토퍼 호스피스가 마침내 1967년에 런던 남동부 지역에서 문을 열었고 손더스가 원장을 맡았어요. 그곳에서 그녀는 신체적 통증과 정신적 고통을 덜어 주는 데 초점을 두었답니다. 의료 행위는 주로 치료 측면이었지만 손더스의 활동 덕분에 완화 치료도 이제 진료에 포함하는 방향으로 전개돼 유럽과 미국의 의사들도 크게 고무되었어요. 신앙심이 깊었던 손더스는 안락사를 신뢰하지 않았어요. 그렇기 때문에 환자들이 삶의 질을 끝까지 유지하는 것이 더욱더 중요했지요.

1980년, 손더스는 폴란드 출신의 예술가이자 교수인 마리안 보후스와 결혼했어요. 그는 손더스의 삶과 일에 커다란 영향을 주었지요. 그가 1995년 세인트 크리스토퍼 호스피스에서 죽을 때까지 오랜 투병 기간 동안 손더스는 그를 정성껏 간호했답니다. 그녀도 87세에 세인트 크리스토퍼 호스피스에서 세상을 떠났어요.

오늘날 전 세계 100여 나라에 완화 치료 시설은 8천 군데 정도가 있답니다. 이 시설들은 지역을 기반으로 주간 돌봄 서비스를 제공하는 호스피스도 있고, 병원 시설과 통합되어 있는 곳도 있고, 전문가 팀이 지역으로 나가 서비스를 제공하는 곳도 있어요. 오늘날 의학이 아무리 정교하게 발전하고 있다 하더라도 의술이 모든 병을 치료하지 못할 것이고 사람들은 언제나 생애 마지막 보살핌이 필요할 거예요.

Cicely Saunders
출생 1918년, 영국 바넷
업적 생애 마지막 순간의 신체적 정신적 고통을 덜어 주는 운동을 벌임
사망 2005년, 영국 런던

인덱스

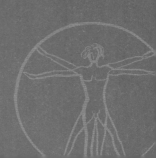

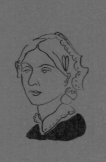